MICHELLE BROCK
Wer ich war, wer ich bin, wer ich werde

MICHELLE BROCK

WER ICH WAR, WER ICH BIN, WER ICH WERDE

Eine Reise durch frühere Leben hin zu deinem wahren Selbst

Aus dem amerikanischen Englisch von Karin Weingart

Ansata

Die Originalausgabe erschien 2024 unter dem Titel
Who Do You Think You Are? bei TarcherPerigee, einem Imprint von
Penguin Random House LLC.

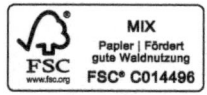

MIX
Papier | Fördert
gute Waldnutzung
FSC® C014496
www.fsc.org

Penguin Random House Verlagsgruppe FSC® N001967

Erste Auflage 2024

Redaktion: Ralf Lay
Umschlaggestaltung: Guter Punkt GmbH & Co. KG
Satz: Satzwerk Huber, Germering
Druck und Bindung: GGP Media GmbH, Pößneck
ISBN: 978-3-7787-7599-8

www.Integral-Lotos-Ansata.de

Für Skyler und Jesse, meine beiden größten Lehrer

INHALT

EINFÜHRUNG

Wir alle waren schon einmal hier.

Was ich damit sagen will: Wir haben schon einige Male gelebt. In anderer Gestalt, in einem anderen Körper, an anderen Orten und zu anderen Zeiten. Ja, genau, ich spreche von Reinkarnation.

Inzwischen glaube ich an die Wiedergeburt – die Vorstellung, dass alle Menschen eine Vergangenheit vor diesem Leben haben. Doch das war nicht immer so. Aufgewachsen bin ich nämlich in einer Tradition, die solche Vorstellungen entschieden ablehnte.

Schließlich bin ich aber auf die überzeugendste Art und Weise zur Reinkarnation gekommen, die es nur geben kann: durch eigene Erfahrung.

Wir können uns nämlich an unsere früheren Existenzen erinnern und sie wirklich nacherleben. Ich habe das getan, und die Details, die mir dabei zu Bewusstsein kamen, haben mir gezeigt, dass ich im Laufe der Zeit schon ganz unterschiedliche Hautfarben, Abstammungen, Religionen und nicht einmal immer dasselbe Geschlecht wie heute hatte.

Mittlerweile habe ich schon Tausenden von Menschen geholfen, ihre Vergangenheit zu erforschen. Und da die Leute, mit denen ich zusammenarbeite, alle einen ganz unterschiedlichen Hintergrund haben – gesellschaftlich, religiös und kulturell –, kann ich wohl mit Fug und Recht behaupten, dass viele Elemente der Reise, die die Seele durch ihre verschiedenen Lebenszeiten unternimmt, universeller, ja im Grunde sogar allgemein menschlicher Natur sind.

Unsere früheren Existenzen sind nichts Vorzeitliches, ätherisch Entrücktes oder vollkommen von uns Losgelöstes, sondern im Gegenteil ein Teil von uns. Denn genau diese früheren Leben machen uns zu den Menschen, die wir heute sind, weil sie in unserem Unbewussten weiterleben und sich auf unsere Entscheidungen, Vorlieben und Gefühlslagen auswirken. Sogar unsere momentanen Ängste sind auf sie zurückzuführen. Sie prägen unsere negativen Denkfiguren und sind Ursache für die Entstehung einschränkender Glaubensmuster.

Wichtig ist die Entdeckung unserer früheren Leben vor allem, damit wir lernen können, durch die stürmischen Gewässer unseres Geistes zu navigieren. Denn unsere bisherigen Biografien haben sich ja nicht in Luft aufgelöst, sondern schlummern noch dicht unter der Oberfläche. Und der Zugang zu ihnen hängt nur davon ab, ob wir wissen, wo wir suchen müssen.

Dieses Buch soll eine Art Reiseführer zu deinen früheren Leben sein und dir helfen, dich an die Menschen zu erinnern, die du vor langer Zeit einmal verkörpert hast.

Und danach? Was passiert, wenn du die Geschichte(n) deiner Vergangenheit(en) kennst? Wie kannst du das neu erworbene Wissen auf dein gegenwärtiges Leben anwenden, das du hier und jetzt führst?

Denn auch wenn die Vergangenheit interessant ist, finde ich doch, dass es vor allem auf *dieses* Leben ankommt, auf die Gegenwart. Und auf die Zukunft, die wir gestalten. Wenn wir also tatsächlich schon viele Male alt und weise geworden sind ... wie können wir diese Erfahrungen dann nutzen, um uns in der Gegenwart besser zurechtzufinden?

In diesem Buch erfährst du, wie du mithilfe deiner bisherigen Erfahrungen deine wahre Identität entdecken kannst: die Identität, die nicht durch deine aktuelle körperliche Hülle oder das Leben definiert wird, das du jetzt führst. Diese neue Identität –

als Seele und nicht als Körper – kann dir helfen, im gegenwärtigen Augenblick zur Ruhe zu kommen, eine andere Sicht auf dich und andere zu gewinnen und dir eine neue Zukunft zu schaffen, die frei von den Lasten der Vergangenheit ist.

Nein, du hast dich nicht verlesen. Du gestaltest deine Zukunft selbst. Denn du musst wissen: Was vor uns liegt, steht keineswegs fest. Ja, manches wird geschehen oder »soll« vielleicht sogar geschehen. Aber der Weg, den du gehen wirst, ist keineswegs vorgezeichnet. Vielmehr gestaltest du ihn selbst aktiv mit all deinen Gedanken, Worten und Taten.

Denn ich bin der festen Überzeugung, dass es so etwas wie Schicksal (*fate*) nicht gibt, sehr wohl aber das Prinzip der Bestimmung (*destiny*). Mit diesem Wort ist immer auch eine spirituelle Dimension verbunden. So hören wir etwa Sätze wie »Sie hat zu ihrer Bestimmung gefunden« oder »Er ist noch auf der Suche nach seiner Bestimmung«. Dabei ist immer etwas Aktives im Spiel: Jemand geht einen Schritt weiter, nähert sich seinem Ziel an. Und erfüllt mit dem Erreichen seiner Bestimmung nicht nur seinen Lebenszweck, sondern auch den seiner Seele.

Sobald du alles Vergangene, das dich zurückhält, loslässt und mehr Verständnis für dein wahres Wesen aufbringst, kannst du dich auf dieses göttliche Ziel und eine Zukunft einlassen, die deine höchste Bestimmung widerspiegelt. Zudem wird diese Zukunft dein neu erworbenes Erfahrungswissen, deine Heilung, dein Einfühlungsvermögen reflektieren und dir mehr Glück, Liebe und Lebensfreude schenken, als du dir je für dieses Leben hättest wünschen können.

Aber es gibt auch eine kollektive Komponente. Denn wir alle können zusammenarbeiten, um unsere gemeinsame Zukunft zu verbessern, in unseren Gemeinschaften, in unseren Heimatländern und überall sonst auf der Welt. Indem du lernst, deine früheren Leben zu verstehen und so deine wahre Identität zu finden, kannst du einen entscheidenden Beitrag zu einem Wandel leisten, der der gesamten Menschheit eine bessere Zukunft sichert.

Möge dieses Buch dir, deiner Familie, den Menschen, denen du begegnest, und allen Lebewesen überall auf der Welt eine Hilfe sein.

Mit Liebe
Michelle Brock

WIE DU MIT DIESEM BUCH ARBEITEN KANNST

M it diesem Buch möchte ich dir, liebe Leserin, lieber Leser, die Möglichkeit geben, in deine vergangenen Leben einzutauchen. Bevor es losgeht, gebe ich dir jedoch einige wichtige Informationen zum Verständnis dieses Prozesses:

- Jeder Mensch erlebt die Erinnerungen an seine früheren Leben ganz individuell.
- Es kann sein, dass du dich sehr deutlich erkennst und auch Details wahrnimmst. Genauso ist es aber auch möglich, dass du nur schnelle, flüchtige Eindrücke hast.
- Manche »sehen« gar nichts, sondern »wissen« intuitiv oder spüren, was passiert.
- Andere berichten, dass es ihnen so vorkam, als hätte ihnen ein Außenstehender von dem Erlebnis erzählt oder eine Szene geschildert.
- Bei den Übungen zu früheren Leben ist es wichtig, dass du sie mit allen Sinnen durchführst. Denn welcher Sinn bei dir in diesen Situationen dominiert, wird dich vielleicht überraschen.
- Die Erlebnisse können von starken Gefühlen begleitet sein. Vielleicht nimmst du auch Gerüche, Geräusche, Temperaturunterschiede oder bestimmte Beschaffenheiten wahr.
- Menschen, die sich zum ersten Mal in ein früheres Leben zurückversetzen, haben nachher oft das Gefühl, sie hätten sich die Erfahrung ganz oder teilweise nur eingebildet.

- Mitunter wird auch die Quelle des Erlebten angezweifelt; die Betroffenen sind dann überzeugt, es handle sich um Stoff aus einem Film oder aus ihrem aktuellen Leben.

- Bitte denk daran, dass sich das Unbewusste oft durch Symbole ausdrückt – ein Phänomen, das wir aus unseren Träumen kennen.

- Versuche bitte, während des Prozesses für alles offen zu bleiben, und widerstehe der Versuchung, das Erlebte intellektuell zu analysieren.

- Du wirst am meisten von dieser Erfahrung profitieren, wenn du dich ganz darauf einlässt. Zeit zum Analysieren und Interpretieren hast du später mehr als genug.

- Manche Erinnerungen oder Bilder, die während einer solchen Rückführung in eines deiner früheren Leben auftauchen, können sich auf traumatische Ereignisse beziehen und starke Emotionen oder Stressreaktionen auslösen.

- Solche vehementen Eindrücke führen oft zu produktiven Einsichten, zu mehr Verständnis oder leiten sogar Heilungsprozesse ein. Dennoch können sie emotional sehr belastend sein.

- Niemand sollte sich leichtfertig Zugang zu seinen Erinnerungen aus früheren Leben verschaffen wollen. Auf dieses Abenteuer sollte sich nur einlassen, wer ausreichend geerdet und bereit ist, sich allen Fragen zu stellen, die auftauchen können. Idealerweise hast du in diesem (deinem jetzigen) Leben ein gesundes Selbstwertgefühl und keine psychischen Probleme, die durch diesen Prozess unbeabsichtigt ausgelöst werden könnten. Im Zweifelsfall konsultiere bitte eine qualifizierte Fachperson, bevor du dich auf dieses Abenteuer einlässt.

- Der Zugang zu den Erinnerungen aus früheren Leben ist unter allen Umständen völlig freiwillig.

- Sobald dir das Erlebte zu unangenehm wird oder du aus einem anderen Grund nicht mehr weitermachen möchtest, öffne einfach die Augen, und der Prozess ist sofort beendet.
- Viele Menschen erinnern sich nicht auf Anhieb an ein früheres Leben. Wie so vieles braucht auch das oft seine Zeit. Lass dich also nicht entmutigen, wenn du beim ersten Mal keinen Erfolg hast. Versuch es einfach später noch einmal.
- Das Ausbleiben von Erinnerungen kann viele Ursachen haben, zum Beispiel mangelnde Entspannung oder Fantasie, aber auch Müdigkeit, Hunger oder Ablenkung. Der Prozess wird auch erschwert, wenn du dich zu sehr unter Druck setzt.
- Versuche, dich so gut wie möglich zu entspannen, und mach dir keine Sorgen, wenn beim ersten Mal nichts passiert.
- Versuch es weiter und lass den Prozess von selbst laufen.

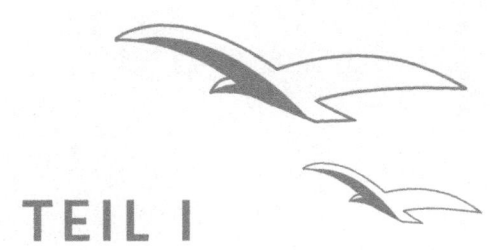

TEIL I

EHRE DEINE VERGANGENHEIT

EINS

DU BIST NICHT DEIN NAME

S tell dir vor, du nimmst an einer großen Konferenz teil. Der Raum, in dem sie stattfindet, ist riesig, so groß wie der Tanzsaal eines Hotels, und Hunderte von Menschen warten darauf, hineingelassen zu werden. Auf den Tischen rechts und links der Türen liegen Filzstifte und Namensschilder mit der Aufschrift »Hallo, ich bin …«.

Bevor du den Konferenzsaal betrittst, schreibst du deinen Namen auf eines der Schildchen. So kannst du dich möglichen neuen Freunden oder Kolleginnen vorstellen, ohne auch nur ein Wort sagen zu müssen. Erleichtert es dich, dieses Etikett tragen zu dürfen? Und freut es dich, dass du auf diese Weise den Namen der Konferenzteilnehmer erfahren kannst, bevor du mit ihnen ins Gespräch kommst?

Indem du deinen Namen aufschreibst, gibst du dir eine Identität und beanspruchst einen bestimmten Platz in der Menge.

Unser Name steht ganz am Anfang jeder Identitätsbildung. Und diese beginnt schon bei der Geburt oder sogar noch früher: wenn die Eltern anfangen, sich ein Bild von ihrem Kind zu machen und sich zu fragen, wer oder was es einmal werden soll. In vielerlei Hinsicht wird der Embryo erst in diesem Prozess der Namensgebung wirklich – wenn der werdenden Mutter, dem werdenden Vater bewusst wird, dass sie dabei sind, einem Menschen den Weg ins Leben zu ebnen.

19

Ob geplant oder ungeplant: Ein Kind wird geboren und bekommt einen Namen. Und ganz unabhängig davon, wie viele Male wir schon auf der Welt waren, oft ist es der Name, der uns zum Menschen macht. In deinen früheren Leben, zu anderen Zeiten, an anderen Orten und in anderen Körpern hattest du auch jeweils einen Namen. Du hast ihn zusammen mit deiner körperlichen Hülle in der Vergangenheit zurückgelassen, um irgendwann später die Reise in dein nächstes Leben anzutreten.

Damals wie heute war der Name mit dem Sein, mit der Identität verbunden. Namen spiegeln sowohl die Herkunft und Kultur eines Menschen wider als auch die Art und Weise, wie Eltern und Familie ihn wahrgenommen wissen wollen.

Diese Namen sind oft Ausdruck einer familiären Kontinuität, erinnern vielleicht an einen geliebten Großvater, eine Tante oder einen anderen Verwandten, der durch die Namensgebung des Kindes geehrt werden soll. Deshalb tragen viele Jungen beziehungsweise Männer den Namen ihres Großvaters, Vaters und dann auch den genealogischen Zusatz »junior«, gern auch »der Jüngere«, »der Zweite« oder »der Dritte« und so weiter.

Bei der Namensgestaltung gibt es in den Kulturen der Welt sehr unterschiedliche Traditionen. In China beispielsweise steht der Nach- respektive Familienname vor dem individuellen »Vornamen«. In Spanien und Lateinamerika erhalten Neugeborene oft zwei Familiennamen, den des Vaters und den der Mutter. Damit soll sichergestellt werden, dass auch der Familienname der Mutter erhalten bleibt. (Diese Tradition führt allerdings dazu, dass manche Namen in diesen Kulturkreisen sehr, sehr lang sind.)

Manche Namen haben auch einen direkten Bezug zu einer bestimmten Kultur, was die Identifikation mit einem Stamm, einer Gruppe oder Ethnie erleichtert. In den Namen, die die Zulu in Südafrika ihren Babys geben, spiegeln sich oft die Begleitumstände der Geburt wider, zum Beispiel der Ort, Ereignisse, die den Stamm oder die Familie zu der Zeit bewegten, gern auch der Wochentag. Darüber hinaus sind Zulu-Namen oft Ausdruck der Absichten oder Wünsche, die die Eltern mit ihrem Neugeborenen verbinden, mit seiner Zukunft oder seinem späteren Platz in der Gemeinschaft.

Namen enthalten oft auch Definitionen oder Bedeutungen, und zahlreiche werdende Eltern verbringen viel Zeit damit, Namensbücher zu wälzen, um dem Leben ihres Kindes eine Richtung zu geben.

Denk doch einmal darüber nach, wie du zu deinem Namen gekommen bist: Kennst du die Geschichte dahinter? Wenn nicht, empfehle ich dir, dich bei noch lebenden Verwandten danach zu erkundigen: Welcher Inspiration verdankst du deinen Namen? Was bedeutet er?

Nimm dir etwas Zeit, um dir die Gefühle bewusst zu machen, die dein Name in dir auslöst. Magst du ihn? Kannst du dich mit ihm identifizieren? Es ist nicht ungewöhnlich, dass Menschen ihren Namen ändern und einen annehmen, der besser zu ihnen passt, oder dass sie sich einen Dritt-, Mittel-, Kose- oder Spitznamen geben. Frag dich, ob du dich in diesem Leben mit deinem Namen gut repräsentiert fühlst.

In fast allen Kulturen der Welt sind viele der Namen, die Kindern mit auf den Lebensweg gegeben werden, positiv besetzt – damit sie ein gutes Gefühl für sich selbst und ihre Zukunft bekommen. Bei meinen beiden Kindern habe ich es genauso gemacht und Namen gewählt, von denen ich hoffe, dass sie sie auf einem Weg begleiten, der ihnen Glück und Erfolg bringt.

Viele Namen beziehen sich auf die Natur und sind von Blumen, Bäumen und Kräutern inspiriert. Andere wurden gewählt, weil sie wünschenswerte Eigenschaften wie Stärke, Integrität oder Glaube bezeichnen – in der Hoffnung, dass der junge Mensch sich diese Eigenschaften mit der Zeit aneignen kann.

TAGEBUCHEINTRAG

Ich möchte dir vorschlagen, während der Zeit, in der du dieses Buch durcharbeitest, Tagebuch zu führen, um deine Gedanken festzuhalten. Dieses Tagebuch kannst du in jedem beliebigen Medium anlegen, je nachdem, was du bevorzugst: handgeschrieben in einem Notizbuch, in einem digitalen Textdokument, als Notizen auf dem Smartphone oder in einer Voice-App, um nur die wichtigsten Möglichkeiten zu nennen. Frag dich:

- Welche Bedeutung hat dein Name? (Solltest du sie nicht kennen, kannst du sie nachschlagen.)
- Identifizierst du dich mit deinem Namen und seiner Bedeutung? Inwiefern? Und in welcher Hinsicht nicht?
- Warum haben deine Eltern ausgerechnet diesen Namen für dich gewählt?
- Was glaubst du: Wie hat sich dein Name wohl auf den bisherigen Verlauf deines Lebens ausgewirkt?
- Gibt es irgendetwas an deinem Namen, was du gern ändern oder ihm hinzufügen würdest?

In vielen religiösen Traditionen ist es Brauch, Kinder nach Heiligen oder Vertreterinnen der jeweiligen Glaubensrichtung zu benennen. Damit wurde die Hoffnung verbunden, dass sie dem Namensgeber oder der Namensgeberin nacheifern und vielleicht sogar in den Genuss seiner Führung und ihres Schutzes kommen. Deshalb sind international Namen wie Maria, Joseph, Josua, Mosche oder Mohammed so weit verbreitet.

Namen gelten vielfach als heilig, und Akte der Namensgebung werden oft feierlich gestaltet oder rituell begangen. In der jüdischen Tradition bekommt das Kind seinen Namen in einer formalen Zeremonie, der Angehörige und Freunde beiwohnen. Dieser Brauch beruht auf dem Glauben, die Seele des Babys werde erst in dem Moment fest mit seinem Körper verknüpft, in dem es einen Namen bekommt. Erst von da an verpflichtet sich die Seele auf dieses Menschenleben. Und der gewählte Name symbolisiert das Leben, das seine Eltern für ihr Kind vorhersehen. Bei Jungen findet diese Feier acht Tage nach der Geburt statt, für Mädchen gibt es keinen speziellen Zeitpunkt, normalerweise aber wird mit der Zeremonie für sie auch nicht länger als wenige Wochen gewartet.

Die islamische Tradition kennt ebenfalls einen heiligen Ritus der Namensgebung. Durchgeführt wird er in aller Regel am siebten Lebenstag des Neugeborenen. Derselbe Zeitpunkt ist auch in Japan von Bedeutung: An diesem Tag schreibt der Vater des Kindes dessen Namen und das Datum der Geburt in Kalligrafie auf ein Stückchen Papier und zeigt es den Gästen bei einem feierlichen Familienessen. Auch in Gambia und im Senegal wird die Namensgebung mit einem großen Fest gefeiert. Dabei flüstert der spirituelle Führer oder das Stammesoberhaupt am achten Tag nach der Geburt dem Kind mehrfach seinen Namen ins Ohr.

In einigen indigenen amerikanischen Traditionen sind Namen quasi Schall und Rauch, fließend und jederzeit veränderbar. Darin kommt die Überzeugung zum Ausdruck, dass sich im Namen einer Person ihr Potenzial oder auch die Richtung ihrer Lebensreise niederschlägt. Und in dem Maße, in dem man sich verändert und weiterentwickelt, können beide sich wandeln.

Wenn ein Stammesmitglied zum Beispiel eine Schwierigkeit überwunden oder etwas Großartiges erreicht hat, verdient es womöglich einen anderen Namen – einen, in dem sich seine neue Persönlichkeit widerspiegelt. Diese Tradition ist eine Inspiration für das Individuum und führt dazu, dass es sich auf sein zukünftiges Ich freut, statt möglicherweise von der Last der Vergangenheit niedergedrückt zu werden, für die der Name seines Vorfahren symbolisch steht. Mir gefällt diese Vorstellung – weil wir uns doch alle ständig weiterentwickeln und menschlich wachsen.

DEINE GESCHICHTE – NEU ERLEBT

In vielen Kulturen ist es üblich, seinen Namen nach einem entscheidenden Einschnitt zumindest teilweise zu ändern. Diese Tradition spricht von der Überzeugung, dass sich Wesen oder Charakter eines Menschen aufgrund bestimmter Erfahrungen wandeln können, wie es etwa bei der Hochzeit, nach der Scheidung oder dem Tod des Ehepartners häufig der Fall ist. Manchmal kommt es zu dieser Namensänderung aber auch als Zeichen des Erwachsenwerdens, nach einem Initiationsritus oder der erfolgreichen Bewältigung einer bestimmten Aufgabe.

In der Hoffnung, dadurch zur Verbesserung ihres gesundheitlichen Zustands beitragen zu können, ist es in bestimmten jüdischen Gemeinschaften üblich, schwer erkrankten Menschen einen neuen Namen zu geben. Einen ähnlichen Brauch kennen wir aus China: Dort werden Kinder mitunter umbenannt, damit sie künftig mehr Glück im Leben haben.

Wie sieht es bei dir aus? Von welchen Erlebnissen bist du in deinem bisherigen Leben besonders geprägt worden? Würdest du dir als Reaktion darauf gern einen neuen Namen zulegen?

Wenn ja, welcher wäre das? Und wie würde sich in ihm die Person widerspiegeln, zu der du dank dieser Erfahrungen geworden bist?

Was die Wahl des Namens für ihr Kind betrifft, haben viele Mütter und Väter ganz besondere Geschichten zu erzählen; manchmal spielen dabei unerwartete Sichtungen oder überraschende Begegnungen eine Rolle, mit einem Tier zum Beispiel oder einem Stein. Eine Frau etwa nannte ihre Tochter Amber, weil sie bei einem Waldspaziergang etwas gefunden hatte, was sie im ersten Moment für Glas hielt, es sich dann aber als Bernstein (auf Englisch *amber*) erwies. Diesen Moment empfand sie als etwas ganz Besonderes, weil sie das Gefühl hatte, der Fund sei ihr persönlich bestimmt gewesen.

Auch weiß ich von werdenden Eltern, dass einer der Partner – meistens die Mutter – den Namen des Kindes im Traum empfangen haben will. In einigen Kulturen herrscht die Überzeugung, der Schleier zwischen der materiellen und der Welt des Geistes werde in der Schwangerschaft dünner, und das umso mehr, je näher der Zeitpunkt der Niederkunft heranrückt. Und vielleicht sind werdende Mütter ja tatsächlich in Kontakt mit anderen Dimensionen der Wirklichkeit und deshalb offener für Botschaften aus göttlichen Quellen – zu denen durchaus auch das »Geschenk« des Namens für ihr Kind gehören könnte.

Als Ausdruck unserer Zuneigung geben wir unseren Lieben Kose- oder Spitznamen: Nach einem bestimmten Ereignis, zur Erinnerung an etwas gemeinsam Erlebtes oder auch als eine Art Code nur für Insider stärken sie unsere Verbundenheit miteinander. Für jedes meiner beiden Kinder habe ich verschiedene solcher Namen, und wann immer ich einen benutze, zaubere ich damit ein Lächeln in ihr Gesicht oder gebe ihnen das Gefühl, dass ich sie ganz doll lieb habe. Kosenamen wie »Schatz« oder »Süßer« reservieren wir gewöhnlich für die Personen, die uns am allernächsten stehen. (Einen Fremden mit »He, Süßer« anzusprechen, würde wohl zu Missverständnissen führen.)

Was ich damit sagen will: Namen und die Art und Weise, wie wir sie benutzen, spielen in unserem Leben eine große Rolle. Denn über sie verbinden wir uns mit uns selbst und anderen. Namen sind also sehr viel mehr als Schall und Rauch.

Dein Name macht dich stark. Du identifizierst dich mit ihm. Er ist die Antwort auf die Frage: »Wer bin ich?« Ganz unabhängig davon, dass unsere Existenz mit diesem Leben weder beginnt noch endet und wir viele verschiedene Leben in unterschiedlichen Daseinsformen schon hinter und noch vor uns haben: Bei diesem Aufenthalt auf der Erde stellt dein *Name* die Verbindung zu deinem Ich dar.

Die meisten Menschen hören ihren Namen gern, weil er ihnen das Gefühl gibt, wahrgenommen, erkannt und geschätzt zu werden. Erfolgreiche Verkäufer und Mitarbeiterinnen im Kundendienst kennen das »Geheimnis« und sprechen uns deshalb so gern und oft mit unserem Namen an. Weil es uns das Gefühl vermittelt, als Mensch behandelt zu werden und nicht als Nummer, »Fall« oder beliebige anonyme Person.

Umgekehrt funktioniert dieser »Mechanismus« aber auch: Den Namen eines Menschen zu vergessen oder falsch auszusprechen, führt unweigerlich dazu, ihm das Gefühl zu geben, er wäre dir gleichgültig. Und tatsächlich wurde diese Taktik in der Geschichte schon oft angewendet, um Menschen ihrer Kraft und Menschlichkeit zu berauben: einfach dadurch, dass man ihnen ihren Namen wegnahm. Während der Zeit der Sklaverei in den Vereinigten Staaten – einem der schwersten Verbrechen gegen die Menschlichkeit überhaupt – sollten viele Afrikaner und

Afroamerikaner dadurch entmenschlicht werden, dass nur ihr Geschlecht und Alter registriert wurden. In den Sklavenregistern – offiziellen Listen aller Sklavinnen und Sklaven eines Besitzers – tauchten die Namen der Betreffenden in der Regel nicht auf, erfasst wurden nur Alter und Geschlecht und vielleicht noch der Familienname ihrer Eigentümer. Deshalb ist es Afroamerikanern praktisch unmöglich, ihre Vorfahren jenseits des Bürgerkriegs zu ermitteln. Dadurch, dass sie die Namen ihrer »Besitztümer« unterschlugen, fiel es den Sklavenhändlern und -haltern leichter, sie nicht als Menschen mit Gefühlen, Hoffnungen und Träumen zu sehen. Diese Dehumanisierung tritt auch ein, wenn Menschen ein neuer Name aufgezwungen wird – wie etwa den Kindern amerikanischer Ureinwohner, die ihren Eltern weggenommen wurden und einen Namen aus der christlichen Tradition bekamen.

Auch die während des Nationalsozialismus in den Konzentrationslagern Internierten bekamen sogenannte Häftlings- oder Registrierungsnummern verpasst, weil es sehr viel einfacher ist, sich einzubilden, bestimmte Menschen wären weniger wert, wenn man sie nicht bei ihrem Namen nennt. Deshalb bestehen manche der aussagekräftigsten Denkmäler auch aus reinen Namenslisten wie etwa das Vietnam Veterans Memorial in Washington, D. C., und das New England Holocaust Memorial in Boston.

Eine der schönsten historischen Stätten, die ich je besucht habe, ist der Tempel des Apollon auf dem griechischen Gebirgszug Parnass. Jahrhundertelang galt dieses Bauwerk als heilig. Es war das Zuhause der Hellseherin Pythia, eines der berühmtesten Orakel der Antike und fand sogar in den Werken von Plutarch, Ovid, Sophokles, Plato und Aristoteles Erwähnung. Überdies war der Tempel auch der Ort, an dem Sklaven befreit wurden: Dafür mussten ihre Besitzer nur die Namen der Betreffenden in den Stein am Fuße des Tempels meißeln. Dieser Akt war keineswegs nur symbolischer Natur; vielmehr galt er als handfester Beleg dafür, dass der Träger des Namens von nun an ein freier Bürger war.

Die in die Tausende gehenden gemeißelten Zeichen und Buchstaben sind heute noch sichtbar. Und jeder Name steht für einen Menschen, dessen Leben sich in dem Moment völlig veränderte, in dem sein Name schriftlich festgehalten wurde. Von wie viel Menschlichkeit diese Steine doch zeugen! Stein ist ein Symbol von Beständigkeit. Grabmale tragen die Namen unserer lieben Verstorbenen, damit sie nicht dem Vergessen anheimfallen. Und auch die Namen vieler Straßen, Gebäude, Brücken oder Schulen zeugen von Menschen, deren damit gedacht werden soll. Solange der Name bleibt, bleibt auch die Erinnerung an seinen Träger oder seine Trägerin. Wer dafür sorgen möchte, dass eine verstorbene oder vermisste Person beziehungsweise das Vermächtnis von jemandem nicht in Vergessenheit gerät, nennt ihren Namen.

Wir stellen also fest: Dein Name ist der Schlüssel zu deiner Identität, deiner Kraft und deiner Individualität. Doch vergiss das jetzt alles. Denn *du bist nicht dein Name*.

Weil du ganz unabhängig davon, wie du dich heute nennst, auch früher schon gelebt hast – in anderen Körpern und unter anderen Namen. Du warst schon viele. Und diese vielen hatten alle ihre eigene Identität. Was die Bedeutung deines jetzigen Namens natürlich in keiner Weise schmälert. Aber auch all die anderen Namen, die du bereits hattest, repräsentierten ein Individuum, eine Lebensreise und eine Persönlichkeit. In jeder dieser Daseinsformen hast du Liebe, Freude, Schmerz, Enttäuschung und alles andere erfahren, was das Menschsein ausmacht.

Bestimmt hast du jetzt eine Menge Fragen. Vermutlich interessiert dich, warum ich die Bedeutung deines Namens erst so betont habe – nur um jetzt großen Wert darauf zu legen, dass du keineswegs mit deinem Namen identisch bist.

Nun ja, Namen stehen tatsächlich für eine Identität, für ein bestimmtes Menschenleben. Und gerade weil das so ist, möchte ich dir sagen: Dieselbe Tiefendimension hattest du auch schon in deinen vorherigen Leben. Mir geht es nun darum, dich dazu anzuregen, dass du deine früheren Existenzen nicht mehr nur rein theoretisch oder als etwas Ätherisches betrachtest, sondern versuchst, die Personen zu entdecken und kennenzulernen, die du einmal warst – und immer noch bist.

Ich möchte, dass du anfängst, in deinen bisherigen Existenzen auch echte Menschen aus Fleisch und Blut zu sehen. Wie du heute einer bist. Diese Menschen hatten auch einen Namen, sicher. Und sonst noch? Wer waren sie? Wonach haben sie sich gesehnt? Was haben sie geleistet? Worauf konnten sie stolz sein? Welche Niederlagen mussten sie einstecken, welche Schwächen oder Unzulänglichkeiten hatten sie? Wen haben sie geliebt? Worauf legten sie besonderen Wert?

Natürlich hast du in anderen Zeiten, in anderen Ländern und Kulturen, mit einem anderen Geschlecht gelebt. Auf all das kommen wir später noch ausführlicher zu sprechen. Aber versuch dich für den Moment bitte schon einmal auf die Persönlichkeiten einzulassen, in deren Gestalt du bereits verkörpert warst.

Gestehe ihnen Stärke und Individualität zu und akzeptiere den Gedanken, dass auch sie in eine Familie hineingeboren wurden, die ihnen einen Namen gegeben hat. Damit will ich natürlich nicht sagen, dass du deine Angehörigen und Freunde bitten solltest, dich bei einem deiner bisherigen Namen zu nennen. Diese Leben gehören der Vergangenheit an. Du bist jetzt wieder hier, hast ein neues Leben und einen anderen Namen.

MEDITATION

Such dir einen ruhigen Platz, an dem du nicht gestört wirst. Setz dich oder leg dich hin.

Schließ die Augen und atme ein paarmal tief ein und aus. Entspann dich, so gut du kannst.

Stell dir jetzt vor, du bist in einem großen Haus mit sehr vielen Zimmern.

Du schlenderst überall herum, besuchst jeden einzelnen Raum. Und in jedem von ihnen entdeckst du eine andere Person.

Diese Menschen stellen die bisherigen Verkörperungen deiner selbst dar. Lass deiner Fantasie freien Lauf, ohne zu überlegen, was real ist und was deiner Einbildungskraft entspringt.

Vielleicht sind deine früheren Ichs mit Alltagsaktivitäten befasst, sie kochen, halten Mittagsruhe oder schlafen?

Während du dich in deinen bisherigen Leben beobachtest, schaust du dich in jedem Raum um, den du betrittst, und nimmst auch kleinste Einzelheiten wahr:

- Was hängt an den Wänden?
- Erkennst du die Sprache auf den Rücken der Bücher, die in den Regalen stehen? Welche ist es?
- Welche Kleidung tragen die Menschen, die du siehst?
- Kommen sie dir gesund und glücklich vor, oder hast du das Gefühl, es ginge ihnen körperlich oder emotional nicht so gut?

Unterhalte dich im Geist mit allen Menschen, denen du in den jeweiligen Zimmern begegnest. Frag sie nach ihrem Namen und warte geduldig auf die Antwort.

> Sobald du die Übung beendet hast, notierst du dir alle deine Beobachtungen und den Namen jeder Person – jeder Inkarnation von dir –, den du erfahren hast.
> Jetzt haben einige deiner früheren Ichs schon mal einen Namen!

Du hattest also bereits andere Namen. Genau deshalb sagen wir ja: Du *bist* nicht dein Name. Doch dadurch, dass du dir deine früheren Ichs als Individuen mit eigenem Namen vorstellst, gibst du ihnen Würde, Persönlichkeit, Macht und Menschlichkeit. Und wer weiß, vielleicht kannst du ja sogar die heutige Version von dir mehr wertschätzen, sobald du deinen bisherigen Persönlichkeiten zugestehst, was ihnen gebührt ...

Hat es geklappt? Wenn nicht, mach dir keine Sorgen. Solche Übungen brauchen etwas, na ja, *Übung*, und an manchen Tagen sind wir entspannter und unseren früheren Leben gegenüber aufgeschlossener als an anderen.

Solltest du also keine Zimmer oder Menschen gesehen haben, kannst du es gern später noch einmal probieren. Manche Leute sind auch weniger visuell veranlagt und sehen vor ihrem geistigen Auge nicht viel. Dafür verlassen sie sich lieber auf ihr inneres, intuitives Wissen. Hast du diesmal also nichts gesehen, solltest du es noch einmal versuchen. Und du »weißt« danach vielleicht einfach, wer sich in deinen Räumen aufhält.

Du kannst deine Vorstellungskraft auf vielerlei Art und Weise spielen lassen.

HILFSMITTEL
Lerne die Fähigkeiten
deiner Hellsinne kennen

Intuitiv sind wir alle. Ja, einige von uns sind vielleicht von Natur aus ein bisschen begabter darin als andere, aber jeder, der sich dafür interessiert, kann lernen und diese Fähigkeiten weiterentwickeln.

Eigentlich haben wir alle ständig intuitive oder übersinnliche Erfahrungen, zum Beispiel in Form des berühmten »Bauchgefühls«, das sich manchmal einstellt. Viele von uns spüren auch eine Präsenz neben sich oder nehmen Schwingungen beziehungsweise Energien wahr.

Eine solche intuitive Erfahrung ist auch die Entdeckung von Erinnerungen an frühere Leben. Und ich glaube, dass wir fast alle Zugang dazu haben, wenn wir nur geduldig und lernbereit sind.

Es gibt verschiedene Arten der intuitiven Informationsaufnahme. Manche von uns »sehen« Dinge vor ihrem inneren Auge, andere »spüren« sie oder »wissen« sie einfach. Und während die einen eine »Stimme hören«, nehmen andere etwas mit der Nase oder dem Geschmackssinn wahr.

Wir alle haben also fünf Sinne, aber es gibt noch weitere, die ich als »zusätzliche Sinne« bezeichne und mit denen wir intuitiv Informationen aufnehmen.

Alle intuitiven Erfahrungen beruhen zwar auf außersinnlicher Wahrnehmung (*extrasensory perception*, ESP), aber den *einen*, den oft zitierten »sechsten« Sinn, den gibt es nicht.

Wir entdecken ständig neue Sinnesmodalitäten, mit denen das Gehirn Informationen wahrnimmt. Die folgende zusammenfassende Liste ist daher keineswegs vollständig und muss in dem Maße ergänzt werden, wie sich unser Wissen über Wesen und Funktion der Intuition weiterentwickelt. Bisher sind folgende Hellfähigkeiten bekannt:

- Hellsichtigkeit oder auch »inneres Sehen«,
- Hellfühligkeit oder auch »inneres Fühlen«,
- Hellwissen oder auch »inneres Wissen«,
- Hellhörigkeit oder auch »inneres Hören«,
- Hellriechen oder auch »inneres Riechen«,
- Hellschmecken oder auch »inneres Schmecken«.

Bitte denke einen Moment über jede der Hellfähigkeiten nach. Erinnerst du dich, jemals etwas auf diese Weise wahrgenommen zu haben, vielleicht in einem Traum oder in der Meditation, bei einem Spaziergang, einer Autofahrt oder bei einer anderen Gelegenheit?

Hast du schon einmal etwas im Traum (voraus)gesehen? (Wenn ja, so war es ein Ausdruck von Hellsichtigkeit.) Oder ist dir schon einmal jemand begegnet, von dem du sofort »wusstest«, dass du ihm nicht trauen kannst? (Ein Fall von Hellwissen.) Hast du schon einmal eine Stimme vernommen, die aus deinem Kopf zu kommen schien? (Hellhörigkeit.) Hat dir schon mal jemand eine Mitteilung gemacht, die dir augenblicklich so wahr und treffend vorgekommen ist, dass du Gänsehaut bekommen hast? (Hellfühligkeit.) Hast du beim Betreten eines Raumes schon einmal einen komischen »metallischen« Geschmack im Mund gehabt? (Hellschmecken.) Und hast du schließlich je Parfums, Zigarrenrauch oder einen Küchengeruch wahrgenommen, deren Quelle du nicht ermitteln konntest? (Hellriechen.)

Aus deiner eigenen Erfahrung kennst du selbst möglicherweise nur eine oder zwei dieser Sinnesmodalitäten, während andere vielleicht mit allen sechs vertraut sind. So oder so sind die jeweiligen Hellfähigkeiten deine persönliche Art, intuitiv Informationen wahrzunehmen – dies bezieht sich auch auf deine früheren Leben, denen du mit den Meditationen und Übungen in diesem Buch auf die Spur kommen kannst.

Achte also auf deine Hellfähigkeiten, denn sie geben dir Aufschluss über deine einzigartigen intuitiven Fähigkeiten und zeigen dir, worauf du dich konzentrieren solltest, wenn du Zugang zu deinem inneren Wissen oder deiner Intuition finden willst.

ZWEI

DU BIST NICHT
DEIN AUSSEHEN

Wann hast du das letzte Mal in den Spiegel geschaut? Vielleicht heute früh bei deiner Morgenroutine? Die meisten von uns haben mehrere Spiegel zu Hause und schauen auch regelmäßig hinein. Außerdem gibt es Spiegel in der Öffentlichkeit, am Arbeitsplatz, im Auto – nicht zu vergessen die Kamerafunktion im Handy, die als Spiegel dienen kann. Im Grunde sind wir von so vielen Spiegeln umgeben, dass wir gar nicht mehr darüber nachdenken, wie oft wir in sie hineinschauen.

Spiegel zeigen dir, was andere sehen, wenn sie dich anschauen. Sie reflektieren deine physische Gestalt, deinen Körper, deine gesamte Anatomie, die du als Bild von dir selbst kennengelernt hast – dein Gesicht, deine äußeren Merkmale, deine Haare, deine Gliedmaßen, dein gesamtes Erscheinungsbild.

Tatsache ist: Auch wenn wir wissen, dass wir schon einige Leben hinter uns haben, leiten wir unser Selbstgefühl zumindest teilweise von unserem Äußeren ab. Auf komplizierte Weise ist unser Aussehen mit unserer Identität verknüpft, ebenso wie mit dem Bild, das wir von uns haben. Das kann so weit gehen, dass wir auf die Frage, wer wir sind, mit einer Beschreibung unseres Äußeren antworten.

Vielleicht sagst du von dir, du seist eine große Frau mit dunklen Locken. Oder ein sportlicher, mittelgroßer Mann, dessen

Haarfülle langsam nachlässt. Vielleicht beschreibst du dich auch als die zierliche Blondine, die neben dem dunkelhaarigen Typen mit den grünen Augen steht. Du weißt schon …

DENKANSTOSS

Wie würdest du dich jemandem beschreiben, der dich in einer Menschenmenge erkennen soll?
Welche Eigenschaften von dir würdest du nennen?
Was ist einzigartig an deinem Aussehen?

Wenn wir uns die wichtige Rolle des Spiegels in unserer Kultur bewusst machen, können wir vielleicht auch die Wahrheit dahinter erkennen: Die Faszination für das äußere Erscheinungsbild des Menschen ist tief in unserer Gesellschaft verankert. Mit der Entwicklung technologischer Errungenschaften wie der Fotografie und Videografie hat die Bedeutung von Bildern nur noch zugenommen. Und in Zeiten, in denen Social Media dominieren, jedes Handy über eine Kamera verfügt und Selfies zum Alltag gehören, ist die Bezeichnung »Besessenheit« für unsere Faszination von Äußerlichkeiten kaum übertrieben.

Dabei ist die Sache doch die: Wer du bist, hat nicht das Geringste mit deinem Körper oder deinem Aussehen zu tun. In deinen früheren Leben hattest du alle möglichen Eigenschaften, die mit dem, was jetzt ist, überhaupt nicht vergleichbar sind, weil dein Körper ganz anders war als der, den du jetzt hast. Sobald ein Leben zu Ende geht, stirbt der Körper und hört auf zu existieren. Aber du existierst weiter. Und dein jetziges Ich wohnt in einem neuen Körper. Was nichts anderes bedeutet, als dass dein Aussehen, dein körperliches Erscheinungsbild, nicht deine wahre Identität sein *kann*. Du denkst vielleicht, dass dein Spiegelbild zeigt, wer du wirklich bist – dabei zeigt es nur, wie du gerade aussiehst.

Wenn du dir deine vielen früheren Leben und die damit verbundenen unterschiedlichen Erscheinungsbilder vor Augen führst, kann dir das helfen, zu erkennen, dass die Identifikation mit deinem Aussehen falsch ist, weil es nur einen Aspekt von sehr, sehr vielen zeigt.

WERDE KREATIV

Zu Ehren des Körpers, den du jetzt hast, des Körpers, der dir aktuell das Leben ermöglicht, möchte ich dich bitten, ein Selbstporträt anzufertigen.

Welche Technik du dafür wählst, bleibt dir überlassen: Du kannst dich für einen Scherenschnitt entscheiden, dich zeichnen, malen oder gern auch fotografieren.

Bitte konzentriere dich bei diesem Selbstporträt auf deine Gesichtszüge und individuellen Merkmale, die dir am besten gefallen und die dir das meiste Selbstbewusstsein geben.

Wie siehst du in deiner Vorstellung aus?

Ich möchte nicht, dass du das Bild von dir selbst verurteilst oder zu kritisch analysierst. Achte lieber darauf, wie du dich selbst porträtierst und was du empfindest, wenn du die Gesichtszüge oder Körperteile betrachtest, die du an dir am schönsten und als einzigartig empfindest.

Die Besessenheit von unserem Aussehen und die Überzeugung, dass es unsere Identität widerspiegelt, sind nicht neu. Wenn wir alte Kunstwerke aus aller Welt betrachten, stellen wir fest, dass figurative Darstellungen fast so alt sind wie die Menschheit selbst – man denke nur an die zum Teil mehrere zehntausend Jahre alten Höhlenmalereien, die Tiere und Menschen zeigen.

Die kreativen Techniken entwickelten sich im Laufe der Zeit zwar weiter, doch dienten sie auch später noch der Abbildung realer oder symbolischer Figuren – denn Götter, Göttinnen oder andere religiöse Figuren wurden in menschlicher Gestalt dargestellt. Allerdings blieb die Verewigung in Ton oder auf Leinwand über Jahrhunderte hinweg einem ausgewählten Kreis von Privilegierten vorbehalten, deren Wohlstand und Macht die Kunstwerke demonstrieren sollten.

Man kann sich gut vorstellen, dass die so Porträtierten ihr Abbild betrachteten und bei sich dachten: »Ja, das bin ich.« Von da an dienten diese Werke als dauerhafte Repräsentation der Person selbst und ihrer Identität in der Welt. Bis in die heutige Zeit haben wohlhabende und einflussreiche Familien Porträts ihrer Vorfahren in ihren Prunkvillen als Zeichen der Verbundenheit mit der Identität der Verstorbenen – und mit dem Ursprung des Prestiges, das sie genießen.

Im Laufe der künstlerischen Entwicklung bildeten sich in den verschiedenen Kulturen vermutlich auch die jeweiligen Schönheitsideale hinsichtlich Körperform und Gesichtszügen heraus, die als erstrebenswert und attraktiv galten. Die entsprechenden Merkmale zierten in der Folge auch die Darstellungen nicht irdischer Gestalten wie Aphrodite, Lakshmi, die Jungfrau Maria und Jesus sowie König David, Buddha und so weiter.

Auch wenn die Künstler beauftragt wurden, einen König, eine Königin oder eine andere wichtige Persönlichkeit zu malen, nahmen sie kleine Schönheitskorrekturen vor, um die Porträtierten möglichst begehrenswert darzustellen, etwa indem sie Form und Größe von Nase, Augen, Lippen, Ohren oder andere Gesichtszüge »optimierten«, um ihrem Auftraggeber zu schmeicheln. (Wenn uns das mal nicht an Photoshop erinnert!) Diese Bilder strotzten nur so vor künstlerisch geschaffener Identität und politischem Gewicht. Es wurde eben alles getan, um den Status der porträtierten Person hervorzuheben, sie noch attraktiver, mächtiger und »gottgleicher« erscheinen zu lassen.

Dass wir unsere Identität so eng mit unserem Aussehen verknüpfen, kann aber auch schnell mal ins Auge gehen. Denn sobald eines unserer optischen Merkmale aus dem Rahmen dessen fällt, was in unserer Kultur und zu unserer Zeit als schön gilt, sehen wir darin leider schnell eine Schwäche oder einen Makel. Natürlich ändern sich diese Normen im Laufe der Zeit und hängen ohnehin von zahlreichen Variablen ab, aber Fakt ist: Was wir als attraktiv oder hässlich empfinden, wird immer von gewissen Regeln bestimmt.

Davon abgesehen wird das Aussehen eines Menschen oft auch mit Werturteilen über seine Persönlichkeit verbunden. Depressionen, mangelndes Selbstvertrauen, Selbstverletzung oder gar Suizid als Folge eines gestörten Körperbildes sind heute vor allem unter Jugendlichen fast schon endemisch. In unserer kapitalistischen Kultur der ständigen Selbstoptimierung fällt es schwer, nicht in die Falle eines bestimmten Idealbildes zu tappen, dem wir unbedingt nacheifern wollen. Und so versuchen wir geradezu zwanghaft, unser Aussehen durch Diäten, Laserbehandlungen, alle möglichen Sportarten, Pillen und Tonika zu optimieren oder uns sogar einer sogenannten Schönheitsoperation zu unterziehen.

Auch haben viele von uns Angst vor dem Älterwerden, weil in unserer Gesellschaft die Vorstellung herrscht, nur junge Menschen könnten schön sein. Zum Glück setzt sich zunehmend die Erkenntnis durch, dass auch eine größere Lebenserfahrung ein Gewinn ist und dass in einer funktionierenden Gesellschaft Platz für Menschen aller Altersgruppen ist. Es bedarf aber immer noch großer Anstrengungen, um mit dem Irrtum aufzuräumen, dass ein Mensch mit einem »suboptimalen« Körper weniger wert ist als andere. Denn noch immer glauben viel zu viele, dass der Mensch identisch mit seinem Körper ist.

Ich habe einmal mit einer Frau gearbeitet, für die das Älterwerden und die damit verbundenen körperlichen Veränderungen ein großes Problem darstellten. Vor allem seit einer traumatischen Scheidung, der eine Affäre ihres Mannes mit einer viel jüngeren Frau vorausgegangen war. Und nun, nach über 25 Jahren Ehe, stand sie mit Mitte fünfzig allein da. Schon der Gedanke, sich wieder auf Partnersuche zu begeben und neue Männer kennenzulernen, überforderte sie.

In meiner Praxis begleitete ich die Frau zurück in eine ihrer früheren Daseinsformen, in der sie als Neunzigjährige in einer Stammeskultur lebte. Sie beschrieb mir, wie schwach ihr Körper jetzt war, wie dünn ihre Haut. Sie hatte schlohweißes Haar, und ein Netz tiefer Falten durchzog ihr Gesicht. In ihrem Stamm aber galt sie als weise Frau. Und als sie mir erzählte, wie sehr sie von ihrem Volk verehrt und respektiert wurde, wurde sie ganz emotional.

Jetzt verstand sie, dass sie die Weisheit, die sie sich hatte aneignen können, allein ihrem Alter verdankte; dass sie schön war und dass ihr Körper, der ihr so viele Jahre mit seiner Gesundheit und Stärke gedient hatte, auch und gerade jetzt noch eine nicht zu übersehende Anmut besaß. Nach dieser eindrucksvollen Rückkehr in eines ihrer früheren Leben beschloss sie, sich von nun an zu ihrer natürlichen Schönheit zu bekennen und ihre Mitmenschen an der Weisheit teilhaben zu lassen, über die sie als kluge und erfahrene Frau verfügte.

Kurz darauf lernte sie einem Mann kennen, der sich von ihrer Stärke und ihrem Selbstvertrauen angezogen fühlte. Sie heirateten und genießen nun ihre goldenen Jahre an der Seite ihrer großen Liebe.

Natürlich können wir selbst entscheiden, wie wir uns zeigen wollen. Und wir können frei wählen, welche Veränderungen wir an unserem Aussehen vornehmen. Wir können bestimmen, was wir anziehen, welchen persönlichen Stil wir bevorzugen und mit welchen modischen Aussagen wir unsere Persönlichkeit, unser inneres Selbst, zum Ausdruck bringen wollen. Wir können entscheiden, wie wir unsere Haare tragen, ob wir sie färben, glätten oder eindrehen. Und wir können unser Äußeres, unser Erscheinungsbild, nutzen, um unser inneres Licht zum Leuchten zu bringen und so den Eindruck, den wir nach außen hin vermitteln möchten, zu verstärken.

TRAUMARBEIT

Setz dich heute Abend, bevor du zu Bett gehst, ein paar Minuten lang ruhig hin und nimm dir ganz fest vor, etwas Bedeutsames zu träumen. Etwas, was es dir ermöglicht, dich in einem anderen Körper zu sehen und zu erleben als in dem, den du gerade hast.

Ob du deine Geistführer – Spirit Guides – bittest, dir zu diesem Traum zu verhelfen, oder ob du dich einfach auf dein Unbewusstes verlässt, spielt keine Rolle. Finde heraus, welche Methode für dich die beste ist.

Dieser Traum kann dich in eines deiner früheren Leben und damit in den Körper führen, den du damals hattest. Vielleicht erwartet dich aber auch ein Fantasy-Erlebnis, das aus einem Film, Buch oder Spiel entlehnt ist. Oder du träumst aus der Perspektive einer Person, die du kennst.

Sei dir darüber im Klaren, dass ein solches Unterfangen nicht unbedingt beim ersten Mal klappen wird. Sei also geduldig, und versuch es an einem anderen Abend noch einmal, wenn es beim ersten Anlauf nicht funktioniert.

Vergiss nicht, nach dem Aufwachen die Gedanken und Gefühle zu notieren, die du während des Traums in einem anderen Körper hattest.

Durch bestimmte körperliche Veränderungen können wir unsere Persönlichkeit, unsere Überzeugungen, unseren individuellen Hintergrund oder unsere Kultur zum Ausdruck bringen. Um ihre Identität oder Gruppenzugehörigkeit nach außen zu demonstrieren, lassen sich viele Menschen tätowieren oder piercen. Mein Großonkel hat sich zum Beispiel schon im Zweiten Weltkrieg eine Bulldogge auf den Unterarm tätowieren lassen, um seine Loyalität gegenüber dem Marine Corps zu zeigen.

Viele Kulturen tätowieren oder piercen sich, um erfolgreiche Übergangsriten oder erbrachte Leistungen zu feiern. Andere, zum Beispiel die Maori in Neuseeland, drücken damit ihre Zugehörigkeit zu einem Stamm oder Volk aus. Bräute in Indien freuen sich auf ihren Henna-Abend vor der Hochzeit, und auch in Amerika war das Tätowieren bei einigen indigenen Gruppen üblich (bis die Missionare diese Tradition unterbanden). In einigen ethnischen Gruppen Afrikas sollen Tätowierungen spirituellen Schutz bieten, Krankheiten heilen, die Zugehörigkeit zu einem bestimmten Stamm symbolisieren und für erstrebenswerte Eigenschaften wie Mut, Weisheit oder einen besonderen sozialen Status stehen.

GRABE TIEFER

Welche deiner Entscheidungen spiegeln sich in deinem jetzigen Aussehen wider?

Denk zum Beispiel an die Kleidung, die du trägst, an deine Frisur, eventuelle Tattoos oder Piercings und so weiter. Welche Botschaften über deine Persönlichkeit oder deinen Lebensstil vermittelst du damit?

Überlege, inwiefern sich deine diesbezüglichen Entscheidungen aus früheren Zeiten von deinen heutigen unterscheiden:

- Hat sich dein Stil seitdem verändert oder weiterentwickelt?
- Welche (inneren) Veränderungen deiner Identität spiegeln sich in diesen Äußerlichkeiten wider?
- Ist die Person, die du heute bist, identisch mit der Person, die du früher warst?
- Inwieweit reflektieren die Veränderungen, die du an deinem Aussehen und deinem Verhalten vorgenommen hast, deinen inneren Wandel?

Vielen Menschen fällt es schwer, ihren Körper zu akzeptieren. Aber der Witz ist doch: Deine Seele hat sich vor deiner Geburt *selbst* für den Körper *entschieden*, den du jetzt hast. Ja, genau: Du hast alle Umstände deines jetzigen Seins frei gewählt, und dazu gehört auch dein Aussehen. Ich bin fest davon überzeugt, dass du deinen Körper und alle deine Attribute, dein Geschlecht und deine Genderidentität so ausgesucht hast, dass sie dir am besten helfen, deine gegenwärtige Lebensaufgabe zu erfüllen, zu lernen und dich weiterzuentwickeln.

Manche Menschen sind mit Schönheit gesegnet oder zumindest mit dem, was nach gesellschaftlichem Konsens als schön gilt. Andere nicht. Beides ist nicht einfach. Aber wenn du dir bewusst machst, dass du schon viele verschiedene Körper hattest und überhaupt in jedem deiner Leben ganz anders ausgesehen hast, dann merkst du auch, dass unser aller Schönheit viel tiefer geht und weit mehr umfasst als Haut, Haare, Augen und Gesichtszüge.

Unsere Schönheit ist angeboren und liegt in uns. Sobald du erkennst, dass du nicht dein Körper *bist*, kommt deine innere Schönheit zum Vorschein, und du bist in der Lage, auch all die schönen Züge wahrzunehmen, die andere Menschen an sich haben.

Doch leider tappen zu viele von uns in die Falle und überidentifizieren sich mit ihrem Äußeren, sind geradezu besessen davon. Das Ergebnis ist eine falsche Identität, die uns von dem Teil unserer selbst isoliert, der nicht der Körper ist. Ich meine deine Seele. Dein inneres Licht, das jeden Tod überlebt und immer wieder – viele, viele Male – in einem neuen Körper wiedergeboren wird. Die Seele ist dein ewig weises inneres Du.

Du bist deine Seele. Nicht dein Körper.

Das altgriechische Wort für »Seele« lautet *psychḗ*, und Begriffe wie »Psychologie« oder »Psychoanalyse« gehen auf dieses Wort zurück. Man kann es aber auch mit »Spirit«, »Geist«, »Leben«, »Hauch« oder »Atem« übersetzen.

EIN KLEINER HINWEIS
Es ist egal, wie du es nennst

Für unser Inneres, für den Teil von uns, der wiedergeboren wird und viele Leben überdauert, werden oft Begriffe wie »Seele« oder »Spirit« verwendet. Genauso gut kannst du aber von deinem inneren, höheren, authentischen, wahren Selbst sprechen oder Wörter wie »Bewusstsein«, »Essenz«, »Natur« oder »Wesen« wählen.

Manche Menschen mögen es nicht, religiös oder esoterisch angehauchte Begriffe zu verwenden. Du vielleicht auch nicht. Fühl dich also frei, jedes Wort zu wählen, das sich für dich richtig anfühlt. Gemeint ist immer dasselbe.

Auch der englische Begriff *psychic* (»seelisch«, »übernatürlich«) geht auf dieses Wort zurück. Er ist vom griechischen *psychikós* abgeleitet und kann mit »der Seele zugehörig« übersetzt werden. Wie die meisten antiken Kulturen hielten auch die alten Griechen »Geist« und »Seele« für ein und dasselbe und glaubten, dass jede Heilung des Geistes mit einer Heilung der Seele einhergehen müsse.

Nachdem Körper und Geist in der westlichen Medizin über Generationen hinweg als voneinander getrennte Einheiten betrachtet wurden, schließt sich der Kreis allmählich wieder. Und inzwischen fühlen sich schon viele Ärzte einem integrierten, ganzheitlichen Ansatz verpflichtet. Statt psychische Probleme von vornherein mit Medikamenten zu behandeln, die auch auf den Körper und somit aufs Gehirn einwirken, sind sie sich bewusst, dass die Heilung des Geistes ebenso ein seelischer, spiritueller Prozess sein kann. Und eine wachsende Gruppe von Medizinern zeigt sich für die Erkenntnis offen, dass sie nie nur den Körper, sondern immer auch Geist und Seele behandeln.

Dass du in deinen vielen früheren Leben schon ganz andere Körper hattest und du mit deinem jetzigen nicht identisch sein kannst, heißt natürlich nicht, dass du deinen Körper nicht brauchst. Ganz im Gegenteil: Dein Körper ist tatsächlich ein Tempel, denn er ist es, der deiner ewig schönen Seele ein Zuhause bietet. Und er ist auch das Instrument, das die Arbeit verrichtet, für die du dieses Mal wiedergeboren wurdest. Schon deshalb ist seine Pflege nicht nur unerlässlich, sondern buchstäblich überlebenswichtig.

Mir gefällt die Analogie, dass der Körper das Fahrzeug (ein Auto) ist und der Mensch – oder seine Seele – am Steuer sitzt. Als Fahrer musst du regelmäßig das Öl wechseln, die Bremsen und den Luftdruck der Reifen prüfen lassen und dafür sorgen, dass immer genug Benzin im Tank ist, damit ihr sicher ans Ziel kommt. Oder anders ausgedrückt: Damit dein »Fahrzeug« reibungslos funktioniert, ist es wichtig, dass du auf deine Gesundheit und dein Wohlbefinden achtest, dich ausgewogen ernährst, Sport treibst, ausreichend schläfst und dich regelmäßig ärztlich untersuchen lässt.

Nicht alle Menschen werden mit einem kerngesunden Körper geboren. Und selbst wenn wir das Glück haben, körperlich stark und vital auf die Welt gekommen zu sein: Es wird nicht so bleiben. Im Laufe der Zeit werden wir mit Beeinträchtigungen konfrontiert, leiden vielleicht unter chronischen Schmerzen, Immunstörungen, verschiedenen Krankheiten und vielem mehr. Manchen von uns geht es jahrelang schlecht, viele erliegen ihrer Krankheit – bei Weitem nicht allen ist es vergönnt, sich bis ans Lebensende bester Gesundheit zu erfreuen.

Aber wie gesagt: Du hast dich vor deiner Geburt für dieses Leben entschieden, und zwar unter dem Gesichtspunkt, wie du am besten lernen, dich entwickeln und den Zweck deiner jetzigen Inkarnation erfüllen kannst. Manchmal entscheiden wir uns, nicht in einem gesunden, starken Körper wiedergeboren zu werden – um auch diese Erfahrung zu machen und uns der Herausforderung zu stellen. Einer Herausforderung, die ebenso unsere Liebsten und unser gesamtes Umfeld betrifft – denn auch Fürsorge und Care-Arbeit sind eine wichtige Lektion für uns Menschen, eine wesentliche Erfahrung.

Ja, du bist eine Seele. Aber eine, die in einem Körper wohnt. Und sicherlich ist die Entdeckung der eigenen Seele und die Verbindung mit ihr ein notwendiger Prozess für das menschliche Leben. Aber wir müssen auch zu einer Art körperlicher Präsenz finden. Was allerdings leichter gesagt als getan ist. Denn zur vollen körperlichen Präsenz zu gelangen, erweist sich oft als äußerst schwierig, wie die vielen Formen der Realitätsflucht zeigen, die wir kennen. Die einen flüchten sich in Drogen oder Alkohol, um ihrem Körper zu entkommen, andere hocken endlos vor dem Bildschirm, werden zu Workaholics oder treiben exzessiv Sport.

MEDITATION
Sei ganz in deinem Körper

Nimm dir einen Moment Zeit, such dir einen Platz, an dem du bequem sitzen kannst und deine Füße fest auf dem Boden stehen.
Schließ die Augen, atme ein paarmal tief ein und aus.
Atme ganz tief ein ... und vollständig aus ...

Richte währenddessen deine Aufmerksamkeit sanft auf deinen Körper.

Wie fühlst du dich? Bist du müde? Angespannt? Oder ganz entspannt?

Spürst du irgendwo eine Verspannung in deinem Körper? Oder tut dir vielleicht etwas weh?

Atme nun in Gedanken tief in die Stellen deines Körpers hinein, die deine besondere Unterstützung brauchen.

Leg dann bitte deine Hände auf den Ansatz deiner Oberschenkel.

Spüre deine Oberschenkel, und nimm alle Empfindungen wahr, die sich dabei einstellen.

Konzentriere dich dann auf deine Sitzknochen, dein Becken und die Oberfläche des Stuhls, auf dem du sitzt.

Nimm genau wahr, wie du sitzt und wie dein Körper die Sitzfläche berührt.

Stell beide Füße stabil und fest auf den Boden vor dir. Spüre den Boden unter dir, und nimm den Kontakt deiner Füße mit der Erde wahr.

Bleib nun eine Weile so sitzen: Deine Füße stehen fest auf dem Boden. Deine Hände ruhen auf deinen Oberschenkeln. Du spürst den Kontakt deines Gesäßes mit dem Stuhl, auf dem du sitzt.

Und während du so sitzt, atmest du tief ein und aus. Ein ... und aus ...

Dann verbinde dich ganz intensiv mit deinem Körper, und spüre dich in ihm. Spüre deine körperliche Präsenz.

Bedanke dich schließlich bei deinem Körper, diesem unglaublichen Gefährt, dieser physischen Form, in der deine Seele während ihres Aufenthalts in diesem Leben zu Hause ist. Bedanke dich und nimm deine Dankbarkeit mit allen Sinnen wahr.

Sobald du akzeptieren kannst, dass du nicht dein Aussehen und dein Körper bist, kannst du damit beginnen, eine neue Identität aufzubauen, die auch deine früheren Leben einschließt, in denen du ein anderes Gesicht, eine andere Figur und eine andere Größe hattest. Liebe deinen Körper. Verehre ihn. Aber vergiss auch nicht, dass du nicht mit deinem Aussehen identisch bist.

MEDITATION
Spiegel und Gesichter

Für diese Übung benötigst du einen Hand- oder Wandspiegel in beliebiger Größe.

Wenn möglich dämpfe das Licht. Der Raum sollte nicht völlig dunkel, aber auch nicht zu hell sein. Vielleicht kannst du auch die Jalousien herunterlassen und eine Kerze anzünden.

Nimm Platz, und mach es dir bequem in diesem sanften Licht. Den Spiegel hältst du in der Hand. Wenn du mit einem Wandspiegel arbeitest, setz dich in einem für dich angenehmen Abstand auf einen Stuhl oder Sessel.

Atme ein paarmal tief ein und aus, entspann dich und lass deinen Kopf zur Ruhe kommen.

Schau in den Spiegel und betrachte dich.

Während du weiter tief ein- und ausatmest, wird dein Blick weicher und weicher.

Lass dein Spiegelbild an Schärfe verlieren und verschwimmen.

Vergiss nicht zu atmen! Tief ein … und aus …

Während du dein Spiegelbild mit weichem Blick betrachtest, stellst du dir – laut oder in Gedanken – die zwei Fragen:

- »Wer bin ich?«
- »Bin ich wirklich ich?«

Bitte vertiefe dich wirklich in diese Selbsterkundung. Und achte auf die Gefühle, die die Fragen in dir auslösen.

Während du atmest und dir immer wieder die beiden Fragen stellst, schau weiterhin mit weichem Blick in den Spiegel. Achte darauf, was du siehst und ob beziehungsweise wie sich dein Spiegelbild ändert.

Viele bemerken bei dieser Übung, dass sich ihre Gesichtszüge verändern. Andere haben sogar das Gefühl, dass beim weichen Blick in den Spiegel ganz neue Gesichter oder Bilder auftauchen. Diese verschiedenen Bilder repräsentieren vielleicht deine vergangenen Leben und zeigen die Gesichter, die du vor deiner jetzigen Inkarnation hattest.

Manchmal hast du den Eindruck, dass die Züge, die du im Spiegel siehst, zu einem Vogel oder einem anderen Tier gehören könnten. Nimm jedes Gesicht, das sich dir zeigt, bewusst wahr und frag dich wieder:

- »Wer bin ich?«
- »Bin ich wirklich ich?«

Schließ dann für einen Moment die Augen, atme tief ein und aus und sag laut oder in Gedanken: »Genau jetzt bin ich hier in meinem Körper.«

Öffne nun die Augen wieder ganz, und schau dein Gesicht an, wie es jetzt ist.

Schenk dir Dankbarkeit und Liebe. Sei dankbar, dass du deine jetzige Form, dein Gesicht und deinen Körper für dieses Leben gewählt hast.

DREI

DU BIST WEDER DEINE HAUTFARBE NOCH DEINE HERKUNFT

Menschen haben unterschiedliche Hautfarben in einer großen Bandbreite von Schattierungen. Einige von uns sind hellhäutig, andere haben eine dunkle Hautfarbe, bei wieder anderen liegt der Hautton irgendwo dazwischen. Wenn wir versuchen, die Herkunft einer Person zu bestimmen, nehmen wir oft die Hautfarbe als Kriterium, weil sie einen Hinweis darauf gibt, aus welchem Teil der Welt ihre Vorfahren wahrscheinlich stammen.

Die unterschiedliche Hautfarbe beziehungsweise Pigmentierung hängt mit der Evolution und der unglaublichen Anpassungsfähigkeit des menschlichen Körpers zusammen. Je nach geografischer Lage, Klima und anderen spezifischen Bedingungen haben die Körper der Menschen, die in einer bestimmten Region geboren wurden und dort lebten, im Laufe der Zeit Eigenschaften entwickelt, die ihnen nicht nur das reine Überleben in dieser Region ermöglichten, sondern auch optimale Entwicklungsmöglichkeiten eröffneten.

So produziert die menschliche Haut in wärmeren Klimazonen mehr Melanin, jene körpereigenen Pigmente, die für die Färbung von Haut, Haaren und Augen verantwortlich sind. Dass der Körper in sonnigeren Gegenden größere Mengen an Melanin bildet, liegt daran, dass es die Aufgabe hat, uns auf natürliche Weise vor den schädlichen Strahlungen der Sonne zu schützen. Wie viel Melanin der Körper produziert, hängt vom genetischen Bauplan des Einzelnen ab und davon, wie viel Sonne seine Vorfahren abbekommen haben. Deshalb haben Menschen, die in der Nähe des Äquators leben, wo es wärmer ist und die Sonne länger scheint, dunklere Haut, Haare und Augen als Menschen, die in kühleren und schattigeren Klimazonen leben. Also hat beispielsweise jemand, dessen Vorfahren aus Somalia stammen, mit größerer Wahrscheinlichkeit eine dunklere Haut als jemand, dessen Wurzeln viel weiter nördlich liegen, zum Beispiel in Finnland, wo das Klima deutlich kühler ist.

Aber selbst wenn wir den Sachverhalt wissenschaftlich eindeutig erklären können, sind Hautfarbe und Ethnie leider allzu oft Ursache für Missverständnisse, Befangenheit, Diskriminierung, Vorurteile, Engstirnigkeit, Ungerechtigkeit, Gewalt, Abhängigkeit, Knechtschaft und Gefangenschaft, Sklaverei und Völkermord.

Doch du weißt ja, wir alle haben schon viele Leben gelebt. Und die – auch deine – waren vielfältig, sowohl ethnisch als auch in Bezug auf die Hautfarbe. Das liegt einfach daran, dass du nicht die ganze Zeit über immer am selben Ort gelebt hast, sondern in vielen Ländern auf allen Kontinenten, um möglichst viele Erfahrungen zu sammeln. Kulturell hatten wir alle schon die unterschiedlichsten Wurzeln, die verschiedensten Rituale haben unserem jeweiligen Leben bereits einen Sinn gegeben, wir haben uns je nach Zeitgeist immer wieder anders gekleidet, haben die unterschiedlichsten Speisen genossen. Wenn wir von unserem jeweiligen Lebensmittelpunkt in den Abendhimmel blickten, sahen die Sterne immer anders aus – und waren doch stets gleich.

Wenn du jedes Mal am gleichen Ort wiedergeboren würdest, wenn du immer in der gleichen Gruppe, in der gleichen

Ethnie, im gleichen Stamm auf die Welt kämst, dann wäre der Zweck der Reinkarnation, der ja darin besteht, dass wir etwas hinzulernen und uns weiterentwickeln, vollkommen verfehlt. Und wenn du immer wieder die gleichen Lektionen bekämst, im gleichen Land lebtest, in der gleichen Haut stecktest, dann würde sich dein Potenzial, neue Einsichten und Perspektiven zu gewinnen oder zu größerer Weisheit zu gelangen, nicht maximieren.

Dennoch identifizieren sich viele stark mit ihrer Hautfarbe oder ihrer ethnischen Zugehörigkeit. Das ist in vielerlei Hinsicht auch gut so, denn es bedeutet, dass wir unsere Ahnen und die Abstammungslinien all derer, die vor uns gelebt haben, zu schätzen wissen. Der Stolz auf die Vorfahren, auf das eigene Volk und auf das, was sie alles auf sich genommen haben, um ihre Familien zu gründen, sie zu erhalten und auch dir die Tür zu deinem momentanen Leben zu öffnen, ist ein entscheidender Faktor im Prozess der Selbsterkenntnis, insbesondere im Spiegel der eigenen Herkunft. Manche Kulturen, vor allem ethnischer Minderheiten, halten besonders stark an ihrer Identität fest, weil ihr Überleben davon abhängt.

Aber lass uns den Blickwinkel erweitern. Ja, dass du zu der Person wurdest, die du heute bist, liegt zum Teil daran, dass du in eine Familie mit bestimmten Vorfahren hineingeboren wurdest. Allerdings hast du auch schon in vielen Familien gelebt, die einen ganz anderen Hintergrund hatten. Genauso wenig wie dein Aussehen sagen also deine Hautfarbe oder deine ethnische Herkunft viel darüber aus, wer du wirklich bist.

DENKANSTOSS

Wie identifizierst du dich?
Mit welcher Ethnie, Kultur oder Herkunft fühlst du dich ver-
bunden?
Wie ist diese Identität entstanden?

Wir neigen dazu, bestimmte Oberbegriffe wie »Schwarz« oder
»Weiß« zu verwenden, doch auch innerhalb dieser Kategorien
gibt es eine große Vielfalt. In der US-Volkszählung zum Beispiel
ordneten sich die Befragten folgenden Ethnien zu: Weißen, His-
panics, Schwarzen, Asiaten, Ureinwohnern (American Indian
und Alaska Native), Ureinwohnern Hawaiis und anderer Pazi-
fikinseln, aber eben auch zwei oder mehr Ethnien.

Tatsächlich haben die meisten von uns einen multikulturellen
Hintergrund, wie die derzeit so beliebten DNA-Abstammungs-
tests zeigen. Natürlich verweist diese ethnische Mischung, vor allem in den USA, zumindest teilweise auf eine dunkle Vergangenheit mit Vergewaltigungen, Brutalität und Unterdrückung von
Völkern oder Gruppen. Vielen von uns fällt es schwer, die tra-
gische Seite unserer DNA-Geschichte zu akzeptieren, und das
gilt für die Nachkommen sowohl der Unterdrücker als auch der
Unterdrückten. Aber um einen Weg der Versöhnung, der kollek-
tiven Heilung dieses generationenübergreifenden Traumas zu finden und rassistischen Einstellungen oder Handlungen ein Ende
zu setzen, müssen wir uns dieser Wahrheit stellen.

Die DNA-Forschung trägt viel dazu bei, diese entscheidende
Erkenntnis zu bestätigen: Wir Menschen haben zu 99 Prozent die

gleichen Erbinformationen. Sobald wir uns mehr auf unsere Gemeinsamkeiten als auf unsere Unterschiede konzentrieren, sind wir auf dem Weg zu Liebe, Frieden, Gleichheit und gegenseitigem Verständnis. Aber auch die Betrachtung unserer verschiedenen – unterschiedlichen – früheren Leben kann uns zu der Erkenntnis verhelfen, dass wir alle unter der Haut gleich sind und zu ein und derselben Rasse gehören: den Menschen.

TAGEBUCHEINTRAG
Was weißt du über deine Vorfahren?

Nimm dir einen Moment Zeit, um alles aufzuschreiben, was du über deine Vorfahren weißt:

- Hast du oder jemand aus deiner Familie einen DNA-Test machen lassen?
- Wenn ja: Was hast du über deine familiären Wurzeln erfahren?
- Welche Geschichten hat man dir über die Wurzeln deiner Familie erzählt?
- Hat die Ehe deiner Eltern zwei Kulturen zusammengeführt?
- Wie identifizierst du dich ethnisch und kulturell?

Der genetische Cocktail, aus dem wir Menschen uns zusammensetzen, ist auch ein Merkmal der modernen Welt, die – nicht zuletzt aus Gründen der technologischen Entwicklung – durch ein nie da gewesenes Maß an Migration und Immigration gekennzeichnet ist. Damit einher geht natürlich die Möglichkeit, andere Kulturen nicht nur zu entdecken, sondern auch zu erleben. In manchen Regionen hat sich im Laufe der Zeit eine eigene kulturelle Identität herausgebildet, die sowohl die Zuwanderer und andere »Fremde«, die sich dort niedergelassen haben, als auch die indigene Bevölkerung einschließt. So hat die geografische Nähe Südspaniens zu Nordafrika in der Vergangenheit eine spezifische Kombination von Essen, Musik, Kunst, Architektur, Sprache und Bildung – einschließlich Naturwissenschaften und Philosophie – hervorgebracht, die auf der Iberischen Halbinsel sonst nirgendwo zu finden ist. In Nordspanien hingegen sind die keltischen Einflüsse unübersehbar – sehr zum Erstaunen mancher Touristen, die vor allem Flamenco und Tapas erwarten und stattdessen auch auf (galizische) Dudelsäcke, Steinkreise sowie heidnische Sonnwendrituale und verschiedene Sprachen stoßen.

GRABE TIEFER

Nimm dir ein paar Minuten Zeit, um über deine kulturelle beziehungsweise ethnische Identität nachzudenken und darüber, wie du sie zum Ausdruck bringst.

- Inwiefern wurde dein bisheriges Leben von der Herkunft und Identität deiner Familie geprägt?
- Kam es auf der Basis deiner jetzigen Heimat oder anderer Einflüsse zur Vermischung deiner Herkunftskultur(en) mit einer anderen?
- Wie schlägt sich dein ganz persönlicher, einzigartiger kultureller Mix in deinem Alltagsleben nieder?

Emigration – das Verlassen der eigenen Heimat oder der Heimat der Vorfahren – ist nichts Neues, sondern hat es in der Geschichte immer gegeben, sei es aufgrund von Kriegen, Hungersnöten, religiöser oder kultureller Unterdrückung, Gefangenschaft oder Versklavung. (Von Frauen wurde zudem oft erwartet, dass sie ihre Familie zugunsten derer ihres künftigen Mannes verließen.) Andere haben der Heimat ihrer Vorfahren auf der Suche nach besseren Chancen im Leben den Rücken gekehrt, aus beruflichen Gründen oder um der Armut zu entkommen. Die Raubzüge der Eroberer, die plünderten und brandschatzten, um an die Macht zu kommen, werden oft glorifiziert, was nicht verwunderlich ist, da es in der Regel die Sieger sind, die die Geschichte schreiben. Die Tatsache, dass Menschen nie dauerhaft an einem Ort geblieben sind, hat uns die Idee des »Anderen« in den Kopf gesetzt. Und damit auch die Vorstellung, dass in einem größeren gesellschaftlichen Ganzen Minderheiten unterworfen, versklavt, systematisch ausgegrenzt und unterdrückt werden können.

Heute versuchen wir, uns darüber zu verständigen, wie diese Geschichte zurechtgerückt werden kann und was wir tun können, um die Wahrheit aller – nicht nur der Sieger – ans Licht zu bringen. Diese Wahrheit ist nicht immer schön, aber sie muss von allen Teilen der Gesellschaft ausgesprochen werden. Nur so können wir bessere Wege finden. Um eine erstrebenswerte Zukunft zu gestalten, müssen wir die Vergangenheit verstehen – und das betrifft sowohl unsere früheren Leben als auch unsere kollektive Geschichte.

Sobald man begreift, dass man bereits vielen verschiedenen Ethnien angehört hat und auch schon diverse Hautfarben hatte, wird die Vorstellung vom »Anderen« obsolet. Identitäten, die auf der Zugehörigkeit zu einer bestimmten Gruppe und den damit verbundenen Einstellungen und Verhaltensweisen beruhen, sind alle falsch. Dein gegenwärtiges Leben ist nur ein kleiner Teil deiner ganzen Geschichte. Es ist menschlich, sich mit Menschen eng verbunden zu fühlen, die einem ähnlich sind. Doch die Erkundung deiner früheren Leben kann dir helfen, den Vorhang etwas weiter zu öffnen und zu erkennen: Wir sehen vielleicht anders aus, aber im Inneren sind wir alle gleich.

Wenn meine Klientinnen erleben, dass sie in einer ihrer früheren Existenzen einer anderen Ethnie angehörten und auch nicht dieselbe Hautfarbe hatten wie heute, ist das für sie immer ein ganz besonderer Moment. Die Erfahrung, in einem ungewohnten Körper zu stecken, vielleicht sogar eine andere Sprache zu sprechen, führt oft dazu, dass sie sich im Handumdrehen von jeder Identifikation mit ihrer Hautfarbe distanzieren.

Ich habe einmal mit einer Klientin aus Haiti gearbeitet, einer schwarzen Frau, die sich in einer ihrer früheren Existenzen als Weiße mit heller Haut, hellen Haaren und hellen Augen erlebte. Was sie zum Schreien komisch fand und einfach nicht glauben konnte: sie – eine Weiße! Unglaublich. Das war für sie so anders, so Welten entfernt von ihrem jetzigen Leben und ihrer aktuellen Identität, dass sie diese Erfahrung vor allem eins fand: höchst amüsant.

Ich hatte auch schon Klienten, die sich als Weiße identifizierten, dann aber herausfanden, dass sie in einem früheren Leben Schwarze, Hispanier, Native Americans oder Asiaten waren. Du identifizierst dich momentan vielleicht mit einer bestimmten Hautfarbe oder ethnischen Zugehörigkeit. Aber denk daran, dass beides veränderlich ist. Und dass es Nuancen gibt. Je mehr du über deine bisherigen Inkarnationen lernst, desto mehr wirst du andere verstehen und ihnen mit Empathie begegnen.

KLEINER HINWEIS
Ist es Aneignung oder Wertschätzung?

Wir alle hatten schon viele Hautfarben und Ethnien. Die Vielfalt der Erfahrungen, die wir in unseren zahlreichen Leben gemacht haben, lehrt uns Mitgefühl, Empathie und Wertschätzung für verschiedene Kulturen.

Aber die Tatsache, dass du ein Leben gelebt hast, in dem du eine andere Hautfarbe hattest oder einer anderen Kultur angehörtest, bedeutet nicht, dass du verstehst, was es wirklich heißt, diesen Lebensweg gewählt zu haben. Und schon gar nicht, dass du auch heute noch Anspruch auf deine damalige Identität erheben könntest. Für deinen jetzigen Aufenthalt auf der Erde hast du eine andere Lebensweise gewählt. Sieh dich also vor: Auch und gerade wenn du eine bestimmte Kultur von Herzen wertschätzt, musst du aufpassen, dass du nicht versuchst, sie dir »anzueignen«.

Dich über deine bisherigen Leben zu informieren, ist jedoch keine Form kultureller Aneignung. Denn dabei kommst du ja lediglich den Tatsachen auf die Spur. Um kulturelle Aneignung würde es sich allerdings handeln, wenn wir dieses Wissen nutzten, um *in diesem Leben* einen bestimmten Hintergrund zu beanspruchen. Wie es ist, eine andere Hautfarbe zu haben, einer anderen gesellschaftlichen Gruppe, Ethnie oder einem anderen Volk anzugehören, kannst du beim besten Willen nicht nachempfinden. Was du aber tun kannst, ist, dein Verständnis für andere Lebenserfahrungen zu vertiefen.

Unsere verschiedenen Reinkarnationen sind der Grund dafür, dass wir uns zu bestimmten Kulturen und/oder Orten mehr hingezogen fühlen als zu anderen. Orte, an denen wir schon einmal gelebt haben, können auf Dauer eine große Faszination auf uns ausüben. Du spürst sie vielleicht, wenn du eine bestimmte Musik hörst, wenn du einen Film wieder und wieder siehst, weil er an »deinem« Ort spielt, wenn du lokale/regionale Spezialitäten isst oder Bilder siehst, deren Motive dich nicht zufällig ansprechen.

Von vielen meiner Klientinnen weiß ich, dass sie mindestens eine ihrer früheren Identitäten aufgrund ihres Lieblingsreiseziels oder einer Kultur aufgespürt haben, weil diese ihnen ein Gefühl der inneren Ruhe, der Zugehörigkeit oder der Sehnsucht geben.

Auch habe ich schon gehört, dass sich Leute auf Reisen in ein für sie neues Land oder auf einem ihnen fremden Kontinent vor Ort spontan »auskannten«. Andere berichten, dass gewisse kulturspezifische Gerüche oder Geräusche heftige Emotionen in ihnen auslösten.

Von einer weißen Amerikanerin europäischer Abstammung, mit der ich einmal gearbeitet habe, weiß ich, dass sie bei ihrer ersten Reise nach Istanbul intuitiv wusste, wohin die Straßen führten, die sie entlangging. Die Gerüche von Essen und die Aromen der Gewürze, die in der Luft lagen, waren ihr vertraut, als wäre sie schon einmal dort gewesen. Diese Erfahrung fasste sie unter dem Begriff »verlorene Erinnerung« zusammen: als etwas, woran sie sich eigentlich erinnern müsste, das sie aber nicht wirklich zu fassen bekam.

Als sie den Ruf des Muezzins von einer der schönen Moscheen in der Innenstadt hörte, brach sie, wie sie mir erzählte, in Tränen aus. Diese Reise hat viele Gefühle in ihr geweckt, vor allem Traurigkeit und eine Sehnsucht nach etwas, was weit in der Vergangenheit liegt, aber zugleich auch direkt unter der Oberfläche ihrer bewussten Erinnerungen.

Keiner von uns war überrascht, als eine ihrer früheren Existenzen in ihr wieder auflebte, in der sie eine Muslima im Istanbul des 17. Jahrhunderts war. Diese Erinnerung bestätigte nur, was sie bereits lange wusste: dass sie schon einmal in dieser Stadt gelebt hatte.

TRAUMARBEIT
Andere Zeiten, andere Orte

Nimm dir heute Abend vor dem Zubettgehen ein paar Minuten Zeit, um eine Intention zu setzen: die feste Absicht, von einem deiner früheren Leben zu träumen, das du an einem Ort verbracht hast, den du nicht kennst.

Du kannst diesen Vorsatz fassen, indem du daran denkst, ihn laut aussprichst oder – was noch stärker wirkt – ihn deinem Tagebuch anvertraust und es neben deinem Bett liegen lässt, während du schläfst.

Nimm dir vor, auch die verschiedenen Aspekte der Kultur zu erleben, die du im Traum besuchst, deine Hautfarbe sowie die Kleidung zu registrieren, die du trägst, das Essen, das angeboten wird, und die landestypische Musik.

Bitte deine Spirit Guides, dich in einen lebendigen, farbenfrohen Traum zu begleiten, der dich emotional tief bewegt.

Schreib unmittelbar nach dem Aufwachen alles auf, was du erlebt hast, bevor der Traum dich verlässt.

Ich höre immer wieder von diesem Phänomen, dass sich Menschen von einer bestimmten Kultur angezogen fühlen, egal, aus welcher Epoche. Ich habe zum Beispiel einmal mit einem Mann gearbeitet, der von den japanischen Samurai besessen war – obwohl er Afroamerikaner war.

Die Kultur der amerikanischen Ureinwohner, insbesondere die der Lakota-Sioux und der Arapaho, hat mich schon als Kind fasziniert. Bis heute habe ich großen Respekt vor ihnen. Ich engagiere mich für die Rechte der indigenen Bevölkerung und beschäftige mich seit vielen Jahren mit den spirituellen Heiltraditionen der Native Americans. Doch obwohl ich davon überzeugt bin, in einem meiner früheren Leben amerikanische Ureinwohnerin gewesen zu sein, heißt das nicht, dass ich mir diese Identität aneignen wollte. Im Gegenteil, diese Affinität zu einer Gemeinschaft, der ich nicht angehöre, fördert meinen Wissens- und Erkenntnisdrang und verhilft mir zu einem Verständnis, das ich ohne diese intensive Beschäftigung mit ihr nie erreicht hätte.

Wenn du im Laufe der Zeit entdeckst, dass du schon einmal Schwarz, Braun und Weiß warst und bereits auf allen Kontinenten gelebt hast, dann findest du auch den Schlüssel zu unser aller Menschsein, das nichts mit der Hautfarbe zu tun hat – und vergiss dabei nie die Folgen, die schlimmen Erfahrungen, die eine »andere« Hautfarbe in unserer von Weißen dominierten Welt auch heute noch so erbärmlich oft mit sich bringt. Denn wenn uns die Reinkarnation eines lehrt, dann dass die vermeintlichen Unterschiede zwischen uns nur oberflächlicher Natur sind und nichts mit unserem wahren – spirituellen – Wesen zu tun haben.

TAGEBUCHEINTRAG

Denk bitte einen Moment lang über Regionen und Kulturen nach, zu denen du dich sehr hingezogen fühlst, in denen du aber nicht lebst:

- Gibt es ein Land, das du schon immer einmal besuchen wolltest? Oder bist du mal an einen Ort gereist, den du bisher nicht kanntest, und hast dich dort sofort wie zu Hause gefühlt?
- Gibt es bestimmte Kulturen oder Epochen, über die du gern Bücher liest oder Filme siehst?
- Faszinieren dich Kunstwerke, Schmuck oder Kleidung im Stil einer bestimmten anderen Kultur?

Diese Dinge stehen für deine positiven kulturellen Assoziationen.

Mach die Übung nun bitte noch einmal – diesmal aber, indem du dich auf Kulturen und Dinge konzentrierst, von denen du dich nicht angezogen fühlst: Gibt es Kulturen, die dir Angst machen oder die du irgendwie schwierig findest – vielleicht unangenehm oder sogar »schmutzig«?

Bitte urteile nicht über dich selbst; bei den meisten Menschen löst diese Übung starke Gefühle der Anziehung, aber auch der Abwehr aus. Achte genau auf deine Gefühle, und schreib alle Beobachtungen auf.

In deinem Tagebuch gibt es nun zwei Kategorien: Völker und Länder, die du liebst – und Völker und Länder, mit denen du lieber nichts zu tun haben möchtest.

Meine Erfahrung sagt mir: Wann immer du eine starke Reaktion auf ein Land oder ein Volk zeigst, sei sie positiv oder negativ, ist das ein Zeichen dafür, dass du in einem deiner früheren Leben einmal dort gelebt oder zu dieser Gruppe gehört hast.

Achte in der nächsten Zeit genau darauf, was in dir vorgeht – in beiden Kategorien.

VIER

DU BIST WEDER DEIN GESCHLECHT NOCH DEINE SEXUALITÄT

Bist du Mann oder Frau? Für die meisten Menschen ist diese Frage völlig banal, denn sie denken, es gäbe nur eine Antwort: das Geschlecht, das ihnen bei der Geburt zugewiesen wurde.

Langsam beginnen wir aber zu begreifen, dass es auf die Frage der Geschlechtsidentität mehrere Antworten gibt. Denn hier befinden wir uns seit einiger Zeit mitten in einem gesellschaftlichen Definitionswandel. Dabei wird uns immer klarer, dass es um sehr viel mehr geht als um unsere körperlichen Geschlechtsmerkmale. Dass das (soziale) Geschlecht – Gender – vielmehr eine Art Spektrum darstellt, eine breite Palette, auf der sich jeder seinen Platz sucht, je nach Selbstidentifikation. Die Mann-Frau-Dichotomie ist aufgebrochen und wird zunehmend durch ein Kontinuum aus Adjektiven wie »genderfluid«, »genderkreativ« oder »-expansiv«, »transgender«, »nonbinär« und so weiter ersetzt.

Für viele Menschen, die sich nicht als »cis« (das ist das lateinische Wort für »diesseits«), also mit dem ihnen bei der Geburt zugewiesenen Geschlecht identifizieren, ist das eine fantastische Entwicklung. Denn mit dieser größeren Freiheit geht auch ein Mehr an akzeptierten Formen der Gender-Expression einher –

ein erweitertes Spektrum dessen, was gesellschaftlich als Ausdruck von »Männlichkeit« oder »Weiblichkeit« gilt.

Darüber hinaus haben sich in den letzten Jahrzehnten die traditionellen Geschlechterrollen nicht nur in Haushalt und Familie, sondern auch in der Arbeitswelt entscheidend verändert. In diesem Zusammenhang ist es wahrscheinlich, dass du in deinem früheren Leben – auch wenn es noch nicht lange zurückliegt – mehr Regeln und Normen vorgefunden hast, als dies heute der Fall ist.

DEINE GESCHICHTE – NEU ERLEBT

Da sich herausgestellt hat, dass »Jungenspielzeug« in der Regel eher lehrreich und berufsorientiert ist als »Mädchenspielzeug«, bei dem die zukünftige Aufgabe des Kümmerns und Nährens im Vordergrund steht, geht der Trend heute mehr zu geschlechtsneutralem Spielzeug (auch zu geschlechtsneutraler Kleidung). Das setzt die Fantasie der Kinder im Hinblick auf ihre zukünftigen Entwicklungsmöglichkeiten frei und ermöglicht es ihnen, ganz unterschiedliche Berufswege und Interessengebiete zu erkunden, ohne von geschlechtsspezifischen Erwartungen behindert zu werden. Stell dir vor diesem Hintergrund die folgenden Fragen:
- Welche Spielsachen und anderen Dinge haben dir als Kind besonders gefallen? Und wie, womit oder was hast du gespielt?
- Wurde von dir erwartet, dass du bestimmte geschlechtsspezifische Spielzeuge oder Hobbys bevorzugst?
- Wie hat das deinen bisherigen Lebensweg und deine heutige Identität beeinflusst?

In vielen Kulturen beginnen die geschlechtsspezifischen Erwartungen bereits bei der Geburt mit der Einteilung in blau zu kleidende »Jungen« mit männlichen und rosa gewandete »Mädchen« mit weiblichen Genitalien, die im Krankenhaus oder einer anderen Stätte der Niederkunft vorgenommen wird. (Die Tradition, schon Babys je nach Geschlecht unterschiedlich zu kleiden, setzte sich übrigens erst in den 1940er-Jahren durch. Davor wurden die meisten Säuglinge in hübsche Kleidchen gesteckt, die unabhängig vom Geschlecht weiß waren, um den Zugang zu den Windeln zu erleichtern.)

Ansonsten ist die geschlechtsspezifische Zuordnung bestimmter Kleidungsstücke sehr alt und in fast allen Kulturen der Welt nachweisbar. Genauso lange gibt es aber auch überall Menschen, die sich diesen Regeln widersetzen und sich anders kleiden, als es ihrem bei der Geburt zugewiesenen Geschlecht entspricht. Mehr noch: Im Laufe der Zeit hat sich auch unsere Vorstellung von »männlicher« oder »weiblicher« Kleidung verändert. (Man denke nur an die »High Heels« von König Ludwig XIV. oder an die »Drags« in den von zeitgenössischen Theatergruppen aufgeführten Shakespeare-Stücken ...) Während in manchen Gesellschaften auch heute noch großer Wert auf äußerliche Geschlechtskonformität gelegt wird, sind andere Kulturen im Hinblick auf Kleidung, Frisur, Make-up, Körpersprache und Stimme schon viel lockerer geworden.

Hinzu kommt: Obwohl du jetzt vielleicht ein Mann bist, warst du in der Vergangenheit höchstwahrscheinlich auch schon einmal eine Frau oder umgekehrt. Und tatsächlich habe ich bei meiner Arbeit mit Klienten im Laufe der Zeit herausgefunden, dass die Seelen in etwa der Hälfte der Fälle ein anderes Geschlecht wählen als das, worin sie in ihrem früheren Leben inkarnierten. Was umso verblüffender ist, als sich die Mehrheit der Menschen am meisten mit ihrem *Geschlecht* identifiziert – mehr als mit allen anderen Eigenschaften und Merkmalen, die von Leben zu Leben variieren können.

Die schockierende Erkenntnis, dass die Identifikation mit meinem Geschlecht Ausdruck einer falschen Identität ist, dämmerte mir erstmals in einem meiner früheren Leben. Als ich mich in meiner Fantasie betrachtete und meine großen, rauen, maskulinen Hände bemerkte – und meinen männlichen Körper. In diesem Leben bin ich eine stark weiblich identifizierte cisgeschlechtliche Frau. Damals aber war ich ein Mann. Und diese Erfahrung hat mein Selbstbild ganz entscheidend verändert.

WERDE KREATIV
Du – mit einer anderen Geschlechtszugehörigkeit

Fertige nun ein Bild von dir an, aber mit einem anderen Geschlecht als dem, mit dem du dich derzeit identifizierst.

Dieses Bild kann eine Zeichnung, eine Skizze, ein Gemälde, ein Foto oder ein Video von dir sein – aber eben mit einer anderen Geschlechtsdarstellung. Hab Spaß mit dieser Übung, bei der du auf Folgendes achtest:

- Wodurch ist diese neue Gender-Expression von dir gekennzeichnet?
- Was hast du an? Wie bist du frisiert?
- Was verrät deine Körpersprache über dich? Wie ist deine Körperhaltung, und wie verhältst du dich?
- Was hat deine neue Geschlechtsidentität für dich verändert?

Ein cisgeschlechtlicher Klient von mir hat sich einmal in einem früheren Leben sehr plastisch als Frau wahrgenommen, und zwar fast unbekleidet in der Umgebung eines afrikanischen Stammes. Die Betrachtung seines nackten Körpers mit den entblößten Brüsten erfüllte ihn mit großem Respekt vor dem weiblichen Geschlecht und seinem früheren Leben als Frau. Er erinnerte sich daran, dass er zäh und einfallsreich gewesen war und alles getan hatte, um seine respektive ihre Pflichten als Mutter kleiner Kinder mit den Aufgaben der Haushaltsführung in Einklang zu bringen. Dazu gehörten täglich kilometerlange Fußmärsche, um Wasser zu holen, und die Zubereitung der Mahlzeiten für die vielköpfige Familie. Nach dieser Erfahrung sah der Mann seine Frau und berufstätige Frauen mit anderen Augen, denn ihm war klar geworden, dass Frauen auch heute noch mit vielen häuslichen Pflichten jonglieren und nicht nur daheim, sondern auch im Beruf sehr viel mehr arbeiten müssen als Männer.

Und damit komme ich zu meinem nächsten Punkt: Die Lebenswirklichkeiten von Menschen unterschiedlichen Geschlechts waren schon immer sehr verschieden. Egal wann und egal wo: Das Leben eines Jungen war nie mit dem eines Mädchens zu vergleichen. Und beide haben ihre Vor- und Nachteile. Von Unterdrückung und Gewalt gegen Frauen, von den Freiheiten und Chancen, die ihnen vorenthalten wurden und werden, muss ich dir nichts erzählen. Sexismus ist schließlich fast so alt wie die Zeit selbst.

Die Ursache für diese Ungleichheit wird oft in der Biologie gesehen. Männer gelten als stärker und ausdauernder, Frauen als gebärfreudig und fürsorglich. Derartige Stereotype haben lange dazu gedient, das Patriarchat aufrechtzuerhalten. Frauen wurden und werden vielfach noch herabgesetzt, erniedrigt und geschwächt. Ihnen wurden und werden in manchen Regionen noch Rechte vorenthalten wie das Recht auf Bildung, das Wahlrecht, das Recht der freien Berufswahl und -ausübung, auf Eröffnung eines Bankkontos, auf Empfängnisverhütung, auf Selbstbestimmung über den eigenen Körper, auf Freizügigkeit und überhaupt darauf, ihr Leben so zu gestalten, wie sie es für richtig halten. Frauen werden sexuell ausgebeutet, vergewaltigt, begrapscht und unterworfen. Sie werden gefürchtet und missverstanden, nach ihrem Äußeren beurteilt. Sie wurden aufgrund falscher Anschuldigungen gesteinigt und als Hexen verbrannt.

Ich habe mit einer ganzen Reihe von Frauen gearbeitet, deren früheres Leben von dieser Art Unterdrückung und Gewalt geprägt war. Und aufgrund dieser Erfahrungen scheuten viele von ihnen unbewusst davor zurück, für sich selbst einzustehen oder sich zu ihrer Stärke zu bekennen. Die Offenlegung dieser Ängste in der Rückführung gab ihnen die Chance, ihre Handlungsmacht einzufordern. Denn sie erkannten mit einem Mal, dass sie zwar vor langer Zeit Opfer eines solchen Verbrechens waren, heute aber eine neue Erzählung beziehungsweise Geschichte, ein neues Narrativ leben können.

Heutzutage haben Frauen und Mädchen zwar bedeutend mehr Chancen im Leben, Frauenfeindlichkeit und Vorurteile gegen sie sind leider trotzdem längst nicht passé, sondern existieren noch fast überall auf der Welt. Ähnlich wie bei der Hautfarbe gibt es auch auf diesem Gebiet noch viel zu tun, um eine Gesellschaft zu schaffen, in der Männer und Frauen sowie Menschen, die sich einem dritten Geschlecht oder auch gar keinem zuordnen, wirklich gleichberechtigt sind.

Da wir sowohl als Mann wie auch als Frau gelebt haben, kann uns die Erforschung unserer früheren Leben helfen, das andere Geschlecht besser zu verstehen. Schließlich sind wir ja alle nur auf der Erde, um zu lernen und uns weiterzuentwickeln. Und da sich das Leben eines Mannes – egal in welcher Epoche – in den meisten Fällen erheblich von dem einer Frau unterscheidet, hätte es doch wenig Sinn, wenn jeder von uns nur die Hälfte aller möglichen Lektionen lernen würde, oder? Deshalb müssen wir eben alles sein oder verkörpern: männlich, weiblich, jedes andere Geschlecht und alle geschlechtlichen Ausdrucksformen. Denn jede und jeder von uns war alles und trägt alles in sich: männlich und weiblich, Cis-Gender, Bi-Gender, Agender und alles dazwischen ...

Der interessanteste Moment in der Arbeit mit meinen Klienten ist oft der, wenn sie sich an die Energie eines ihrer früheren Leben erinnern und diese in ihr gegenwärtiges Dasein integrieren. So konnte ich bei einigen schon ihre inneren Krieger, Göttinnen, Beschützer oder Mütter channeln und beobachten, wie sie diese Energien – männlich oder weiblich – nutzten, um in der Gegenwart davon zu profitieren und ein entsprechend erfüllteres Leben zu führen.

Ich habe einmal mit einer Frau gearbeitet, die die Position als Partnerin in einer renommierten Anwaltskanzlei anstrebte und dabei mit mehreren männlichen Kollegen konkurrierte, die ebenfalls daran interessiert waren. Da die Kanzlei sehr männerdominiert war, fürchtete sie nun, das Nachsehen zu haben, obwohl sie keineswegs weniger Qualifikationen vorweisen konnte als ihre Mitbewerber.

Während unserer Zusammenarbeit erinnerte sie sich daran, dass sie einmal eine Art Staatsmann oder Anführer gewesen war, wahrscheinlich im alten Rom. In dieser Position erlebte sie sich als starken, selbstbewussten Mann, der sein Volk mit Mut und Überzeugung führte. Diese Erfahrung ermöglichte es ihr, sich selbst als eine solche Person zu sehen und ihre staatsmännische Energie zu mobilisieren. Dass sie zur Partnerin ernannt wurde, versteht sich fast von selbst. Denn weil sie die kraftvolle Persönlichkeit von damals noch in sich trug, konnte sie sie im richtigen Moment aktivieren und so ihr Ziel erreichen.

KLEINER HINWEIS
Deine Pronomen

Das Thema »Geschlecht« hat viele Nuancen. Und was mir an der heutigen Zeit besonders gefällt, ist die Tatsache, dass wir dem Gedanken der Genderfluidität inzwischen mit mehr Toleranz und Akzeptanz begegnen und in einer ehemals fixen Angelegenheit jetzt eher ein Spektrum, eine veränderliche Vielfalt sehen. Denn mit dem Geschlecht, mit dem wir uns identifizieren – oder eben auch nicht! –, ist ja immer auch eine bestimmte Agency, ein strategisches Handlungs- und Durchsetzungspotenzial verbunden.

Deshalb ist es nicht nur völlig akzeptabel, sondern durchaus wünschenswert, anderen mitzuteilen, mit welchem »Pronomen« man sich identifiziert, zum Beispiel »sie/ihr«, »er/ihm«, »they/them«, »xier«, »hen«, »ze« oder »ey«. Denn wer ihr Pronomen kennt, kann die Betreffenden ihren Wünschen gemäß ansprechen.

Die Entdeckung deiner früheren Leben kann dir zeigen, dass du dich nicht immer mit dem gleichen Geschlecht identifiziert hast, wie du es heute tust, und/oder dass du es in bestimmten Zeiten ganz anders zum Ausdruck gebracht hast als jetzt. Die Rückführung in vergangene Leben gibt uns die Chance, zu erkennen, dass die binäre Geschlechterordnung allein nicht das Gelbe vom Ei ist. Dass sich dieses Entweder-oder zwar für viele von uns völlig »normal« anfühlt, die Realität für andere aber viel komplexer und nuancenreicher ist.

Sobald wir verstehen, dass sich unsere Genderidentität im Laufe vieler Leben schon oft verändert hat – genau wie die Art und Weise, sie zum Ausdruck zu bringen –, brauchen wir uns nicht länger an die eine geschlechtliche Orientierung zu klammern, die wir heute haben.

Und auch wenn wir Genderfluidität und nonbinäre Identität vielleicht für eine Erfindung unserer Zeit halten, sind beide Konzepte in Wirklichkeit doch sehr viel älter. Nahezu die gesamte geschriebene Geschichte kennt Menschen, die sich anders verhielten, als es für das ihnen bei der Geburt zugewiesene Geschlecht vorgesehen war. Sowohl die Französin Jeanne d'Arc im 15. Jahrhundert als auch Hatschepsut, die im 15. Jahrhundert vor unserer Zeitrechnung als Pharaonin über das alte Ägypten herrschte, trugen Männerkleidung und wurden als androgyne Erscheinungen beschrieben. Im Frankreich des 18. Jahrhunderts war der Chevalier d'Éon, ein Diplomat, Soldat, Freimaurer, Schriftsteller und Degenfechter, zwar als Junge geboren worden, kleidete sich aber gern weiblich und verbrachte die letzten Jahre seines Lebens mit Erlaubnis des Königs sogar ganz als Frau – um nur einige wenige Beispiele zu nennen.

In vielen Kulturen, so auch im antiken Griechenland, dienten Jungfrauen oder Eunuchen in heiligen Tempeln und begründeten eine ganz eigene Spiritualität jenseits traditioneller Geschlechterrollen oder -identitäten. Aus dem alten Mesopotamien ist die geschlechtsuneindeutige Göttin Ischtar bekannt, und die Priester des Ischtar-Kultes präsentierten sich als genderneutral. In Indien heißt das dritte Geschlecht »Hijra«, und den betreffenden Personen werden heilige Kräfte nachgesagt. In Polynesien werden die Angehörigen des dritten Geschlechts als »Mahu« bezeichnet. Sie gelten als weder männlich noch weiblich und sind die Hüter der mündlich überlieferten Traditionen, auch des heiligen Hula-Tanzes. Auf Hawaii sind die Mahu heute ein integraler Bestandteil der LGTBQIA+-Bewegung. (LGBTQIA+ ist eine Abkürzung der englischen Wörter *lesbian, gay, bisexual, transsexual/transgender, queer, intersexual* und *asexual.* Es geht also um lesbische, schwule, bisexuelle, transsexuelle/Transgender-, queere, intersexuelle und asexuelle Menschen. Das Plus [manchmal auch ein Sternchen] steht als Platzhalter für weitere Geschlechtsidentitäten.)

In vielen indigenen Kulturen spielten Menschen, die sich als »drittes« Geschlecht, als »nongender«, identifizierten, als spirituelle Führer oder Hüterinnen der Weisheit eine wichtige Rolle für die Gemeinschaft. In einigen indigenen Kulturen Amerikas werden transsexuelle, gendervariante oder gendernonkonforme Personen »Two Spirit« genannt, wörtlich etwa »Zweigeist«. Diese Bezeichnung spiegelt die Vorstellung wider, dass solche Menschen nicht nur die Essenz beider Geschlechter in sich tragen, sondern auch über außergewöhnliche Weisheit und Wissen verfügen, wie es den Trägerinnen einer heiligen, zeremoniellen Rolle zukommt. (Die Idee an sich ist alt, aber der Begriff »Two Spirit« kam erst im letzten Jahrhundert auf und beschreibt ein drittes Geschlecht oder eine Selbstidentifikation, die nicht mit den äußeren Geschlechtsmerkmalen übereinstimmt. Der ursprüngliche Navajo-Ausdruck lässt sich am besten mit »Einer, der sich ändert« übersetzen und weist auf die Fluidität der Identifikation hin.)

Unnötig zu betonen, dass trotz der Fortschritte, die wir beim Verständnis und bei der Akzeptanz nonbinärer Geschlechtsidentitäten gemacht haben, viele Menschen im Zusammenhang mit ihrem geschlechtlichen Ausdruck auch heute noch auf Voreingenommenheit, Vorurteile, Hass und Gewalt stoßen. Denn die Genderfrage wird weiterhin vielfach als willkommene Gelegenheit gesehen, Gemeinschaften zu spalten und Menschen voneinander zu isolieren.

Die Betrachtung der Geschlechtsidentität aus der Perspektive unserer bisherigen Leben kann uns deshalb nicht nur empathischer und verständnisvoller machen, sondern auch Trennendes überwinden und uns zusammenführen. Das Thema »Sexualität« oder genauer gesagt die Frage, zu wem wir uns erotisch hingezogen fühlen, wird oft eng mit der Wahl unseres Geschlechts in Verbindung gebracht. Dabei handelt es sich hier in Wirklichkeit um zwei verschiedene (wenn auch verwandte) Dinge. Viele meiner Klientinnen fragen mich, ob die Tatsache, dass jemand homosexuell oder hetero ist, daran liegt, dass er/sie in einem früheren Leben ein anderes Geschlecht hatte als heute. Das kann ich nicht bestätigen. Die Wahl unseres Geschlechts hat nicht unbedingt etwas damit zu tun, zu wem wir uns sexuell hingezogen fühlen, mit wem wir zusammenleben oder in wen wir uns verlieben.

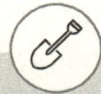

GRABE TIEFER
Yin und Yang

Obiges Symbol steht für das Yin und Yang, das wir aus der ostasiatischen Philosophie kennen. Die Idee dahinter: Aus Dualität erwächst Gleichgewicht.

Das weiße Yang (hart, männlich, positiv und so weiter) und das schwarze Yin (weich, weiblich, negativ, passiv und so weiter) repräsentieren Dualitäten jeder Art wie etwa Himmel und Erde, Dunkelheit und Licht, Sonne und Mond. Dabei sind mit den Eigenschaften keinerlei moralische oder sonstige Wertungen verbunden.

Das Prinzip von Yin und Yang besteht darin, dass zwei entgegengesetzte Pole einander anziehen und ergänzen. Es handelt sich um die zwei voneinander abhängigen Hälften eines Ganzen: Die eine kann also ohne die andere nicht existieren, und ein Teil der einen kommt in der jeweils anderen vor (symbolisiert durch die beiden Punkte). Diese schöne Vorstellung und ihre symbolische Darstellung sind Ausdruck der Erkenntnis, dass Harmonie nur in der Interaktion mit unserem Gegenstück entstehen kann.

Letztlich besteht das Ziel darin, Gleichgewicht und Harmonie im Inneren herzustellen.

Da wir alle schon oft als Frau oder auch als Mann auf der Welt war und eine Vielzahl von geschlechtlichen Ausdrucksformen verkörpert haben, tragen wir alle diese Dualität in uns. Und unser Ziel ist es, ausgeglichene Wesen zu werden, die sowohl ihre maskuline als auch ihre feminine Seite leben können. Und im Laufe der vielen Leben, die uns geschenkt sind, lernen, beide Energien zu beherrschen.

Ähnlich wie beim Geschlecht verstehen wir heute die Komplexität der menschlichen Sexualität ein wenig besser; und glücklicherweise genießen die Mitglieder der LGBTQIA+-Bewegung bereits mehr Rechte als je zuvor. Aber genau wie im Fall der Gender-Nonkonformität haben Menschen, die sich als schwul, queer, lesbisch, bi und so weiter identifizieren, eine lange und bittere Geschichte von Vorurteilen, Hass und Gewalt hinter sich.

Ich habe einmal mit einer Frau gearbeitet, die sich an ein Leben als Mann erinnerte, das sie anscheinend in Asien verbracht hat, wahrscheinlich in China zu Beginn des 19. Jahrhunderts. Auf meine Frage, ob sie in diesem Leben allein gewesen sei, antwortete sie mit einem traurigen Ja, fügte jedoch hinzu, sie sei sehr in eine Person verliebt gewesen, mit der sie allerdings nicht zusammen sein durfte. Ihr Geliebter war ein Arbeitskollege – und seinerseits in meine Klientin verliebt. Damals zwei Männer! Und wie viel Herzschmerz war mit dieser Liebe verbunden! Sie erinnerte sich, im Tod allein gewesen zu sein, traurig und immer noch voller Sehnsucht nach diesem Mann, ihrem Seelengefährten.

Ihr Kummer heilte jedoch, als sie erkannte, dass der damals so Geliebte als ihr jetziger Ehemann reinkarniert war. So konnte sie aus erster Hand erfahren, dass Liebe wirklich Liebe ist, vollkommen unabhängig von Sex und Gender. Diese Erfahrung erneuerte und stärkte nicht nur die Bindung zu ihrem Mann, sondern auch die Wertschätzung füreinander und für das Leben, das sie glücklicherweise zusammen verbringen durften.

Eine der wichtigsten Erkenntnisse, die ich aus der Arbeit mit meinen Klienten gewonnen habe, ist, dass unsere Seele, unser Inneres, kein Geschlecht hat. Wir reinkarnieren immer wieder, von einem Leben zum nächsten: als Mann, Frau, schwul, lesbisch, hetero und alles dazwischen. Und diese Einsicht – das Wissen um die spezifischen Erfahrungen der einzelnen Geschlechtsidentitäten, geschlechtlichen und sexuellen Ausdrucksformen – ist für unsere persönliche Entwicklung enorm hilfreich.

Ja, in diesem Leben wurde dir bei der Geburt ein Geschlecht zugewiesen. Du hast eine Genderidentität, die Teil des Körpers ist, für den du dich dieses Mal entschieden hast, und auch eine sexuelle Orientierung. Deine Seele aber verfügt über einen riesigen kumulativen Erfahrungsschatz, der alle Möglichkeiten umfasst, die das Leben in menschlicher Gestalt zu bieten hat.

TAGEBUCHEINTRAG

Im Folgenden wirst du eine Person aus einem deiner früheren Leben erschaffen, die ein anderes Geschlecht hat als du heute.

Stell dir also vor, du wärst – je nachdem – ein Mann oder eine Frau (das heißt so, wie du dich in einer deiner bisherigen Existenzen gesehen hast).

Diese Person ist genauso alt wie du jetzt. Gib ihr einen Namen.

Wie siehst du aus? Beschreibe dich – bitte schriftlich:

- Bist du groß oder klein?
- Welche Haarfarbe hast du?
- Welche Kleidung trägst du?
- Beschreib jetzt bitte, wie du damals gelebt hast.
- In welchem Jahr lebst du? Oder in welcher Epoche?
- In welchem Teil der Welt lebst du?

Übe keine Selbstzensur! Schreib einfach das Erste auf, was dir in den Sinn kommt.

Beschreibe, was du mit deiner Zeit anfängst:

- Arbeitest du? Hast du einen Beruf?
- Was machst du in deiner Freizeit?
- Was macht dir Spaß und Freude?
- Was fällt dir schwer? Welche Probleme hast du?
- Füge jetzt einen Partner oder eine Partnerin hinzu.
- Wie sieht diese Person aus?
- Wie heißt sie?

Konzentriere dich nun auf deine Partnerin oder deinen Partner. Das kann jemand sein, den du in diesem Leben kennst, oder jemand, den du dir in deiner Fantasie ausdenkst.

Was denkst du über dein Geschlecht, über die besondere Rolle, die ihm von der Gesellschaft zugewiesen wird, über die Erwartungen, die an es gestellt werden?

Was kannst du aus der Identifikation mit diesem Mann, dieser Frau – oder wie auch immer sich die Person identifiziert – lernen?

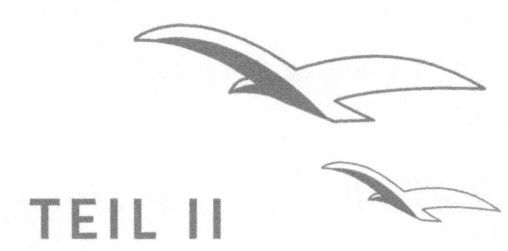

TEIL II

LEBE DEINE GEGENWART

FÜNF

DU BIST WEDER DEINE GEDANKEN NOCH DEINE ÜBERZEUGUNGEN

Woran denkst du gerade? Nimm dir einen Moment Zeit, um darüber nachzudenken, was dir durch den Kopf gegangen ist, bevor du angefangen hast, dieses Kapitel zu lesen. Wahrscheinlich wirst du feststellen, dass in deinem Kopf eine Menge Gedanken herumschwirren, die nur darauf warten, dass deine Aufmerksamkeit auf sie gelenkt wird.

Bei diesen Gedanken kann es sich um Positionen auf deiner To-do-Liste handeln oder um eine unliebsame Begegnung einige Stunden zuvor. Vielleicht fällt dir aber auch auf, dass du Hunger hast, Kopfschmerzen oder dich nachher gleich noch um etwas Bestimmtes kümmern musst. Bei uns allen kommen und gehen die Gedanken von früh bis spät, manchmal rauben sie uns sogar den Schlaf.

Sie kommen einfach so, immer wieder, unaufhörlich.

Die meisten unserer Gedanken haben entweder mit der Vergangenheit oder mit der Zukunft zu tun: Wir erinnern uns an etwas oder denken über etwas nach, was bereits geschehen ist, oder wir machen uns Sorgen über etwas, was noch geschehen wird.

Kommt dir einer der folgenden Gedanken vertraut vor oder gar beide oder alle drei?

- »Hätte ich das bloß nicht gesagt.«
- »Ich hätte mehr lernen müssen für die Prüfung.«
- »Was mache ich heute zum Abendbrot?«

Solche Gedanken sind völlig normal und ähneln wahrscheinlich dem, was dir Tag für Tag durch den Kopf geht. Bei anderen Gelegenheiten drehen sich die Gedanken weder um die Vergangenheit noch um die Zukunft, sondern um den Augenblick:

- »Warum ist diese Person so aggressiv?«
- »Beim Gehen tun mir dermaßen die Füße weh …«
- »Warum ist der Himmel eigentlich blau?«

Kannst du dich daran erinnern, jemals an absolut gar nichts gedacht zu haben? Vielleicht nur für einen kurzen Moment. Aber überleg doch mal, ob in deinem Kopf schon einmal vollkommene Ruhe geherrscht hat. Viele kennen diesen Zustand gar nicht – weil der Geist einfach ständig aktiv ist. Aber wir können lernen, unsere Gedanken zu kontrollieren und zu verhindern, dass sie unsere Gefühle (und damit unser ganzes Leben) bestimmen. Dazu gibt es verschiedene Möglichkeiten.

Ein Nebeneffekt unserer Gedanken (insbesondere der Gedanken an die Vergangenheit oder die Zukunft) ist die Angst, die emotionale Reaktion darauf, dass wir uns mit etwas beschäftigen, an dem wir nichts mehr ändern können, oder mit der Zukunft. Und ich ertappe mich immer wieder dabei. Da sitze ich zum Beispiel im Auto, fahre die Kids zur Schule und denke an den Kaffee, den ich mir über die Bluse gekippt habe, und daran, dass ich mir aus Zeitgründen keine andere mehr anziehen konnte, und hoffe bloß, dass ich nicht zu spät zu meinem Meeting komme. Doch sobald mir bewusst wird, dass ich gerade nicht im gegenwärtigen Moment bin, versuche ich, tief durchzuatmen und mich zu entspannen. Was manchmal leichter gesagt ist als getan. Für eine gesunde emotionale Mitte ist es jedoch entscheidend, dass wir lernen, die Kontrolle über unsere Gedanken zu übernehmen.

Dass wir uns nicht von unseren Gedanken beherrschen lassen, sondern sie im Gegenteil bewusst steuern, ist der Kern der Achtsamkeit, einer einfachen Meditationspraxis mit sehr langer Geschichte. Anfangen kannst du damit, dass du dich hinsetzt, tief ein- und ausatmest und deinen Geist beziehungsweise deine Gedanken zur Ruhe kommen lässt. Die Tiefe der Atmung ist insofern von Bedeutung, als sich der Körper umso mehr entspannt und der Kopf umso freier wird, je mehr Sauerstoff du aufnimmst.

Achtsamkeit bedeutet auch, dass du voll und ganz im Augenblick bist, weder an die Vergangenheit denkst (ja, das bezieht sich auch auf deine früheren Leben) noch an die Zukunft. Viele Achtsamkeit Praktizierende arbeiten auch mit Mantras wie »Jetzt und hier«, damit sie nicht vergessen, alle Gedanken zu löschen, die für den Moment nicht wichtig sind.

Gelebte Achtsamkeit reduziert Ängste und Sorgen und hat viele gesundheitliche Vorteile. Auch wenn du keine formelle Meditationspraxis hast, kannst du dich doch immer wieder darauf besinnen, innezuhalten und tief durchzuatmen, um den Geist zu beruhigen und dir bewusst zu machen, dass negative Gedanken Angst, Stress und innere Unruhe verursachen.

HILFSMITTEL
Achtsamkeit

Bei der Achtsamkeitsübung geht es darum, den Geist zu beruhigen und ganz im Augenblick zu sein.

Das bedeutet, dass du weder an die Vergangenheit denkst noch an die Zukunft und dass du deinen Gedanken schon gar nicht gestattest, so schnell an dir vorbeizuziehen, dass du ihnen kaum mehr folgen kannst.

Im Grunde ist das ein ganz einfaches Konzept, das allerdings mitunter schwer umzusetzen und noch schwerer zu beherrschen ist. Deshalb schlage ich vor, dass du mit je ein paar Minuten anfängst, vielleicht sogar nur fünf:

- Stell dir gern einen Timer, wenn du magst.
- Schließ die Augen, und atme einige Male tief ein und aus.
- Achte dabei auf die Gedanken, die dir durch den Kopf gehen.
- Stell dir jeden einzelnen Gedanken in einer Blase vor, und schau zu, wie er davonschwebt.

Wiederhol diesen Vorgang, bis du ihn einige Sekunden lang aushalten kannst. Dann verlängere allmählich die Zeit, in der du still sitzt, und lass alle Gedanken los, die dir in den Sinn kommen, bis du diesen Vorgang mehrere Minuten ohne Unterbrechung durchhalten kannst.

Siehst du: Es geht doch!

Eine weitere Übung zur Gedankenkontrolle stammt aus dem Yoga. Dabei geht es um Self-Inquiry, also darum, dass du lernst, mithilfe deiner Gedanken und Denkmuster verborgene Wahrheiten über dich selbst aufzudecken. »Ich könnte zu spät zu diesem wichtigen Treffen kommen«, denkst du vielleicht. Und dieser Gedanke – »Ich komme zu spät« – löst bei dir Sorgen und innere Unruhe aus.

Mithilfe dieses Prozesses der Selbstbefragung könntest du nun versuchen herauszufinden, warum du eigentlich pünktlich sein musst. Dabei kommst du vielleicht zu dem Schluss, dass dir Pünktlichkeit bei der Arbeit Respekt verschafft und du fürchtest, diesen einzubüßen, wenn du zu spät kommst.

Indem du deine Gedanken zunächst wahrnimmst und sie dann hinterfragst, lernst du, sie von deinem Bewusstsein (dem Teil von dir, der deine Erfahrungen verarbeitet und versteht) zu trennen. In einigen Traditionen werden wir sogar aufgefordert, die Beziehung zwischen unserer Identität und unseren Gedanken zu hinterfragen: Wer ist dieses »Ich«, das diesen Gedanken hat? Diese Ebene der Selbsterkundung empfinden manche als frustrierend, weil man dabei leicht vom Hölzchen aufs Stöckchen kommt und sich einer Frage sofort die nächste anschließt. Trotzdem kannst du mithilfe dieser Methode viel über dich in Erfahrung bringen, was du sonst nie herausfinden würdest.

TAGEBUCHEINTRAG
Self-Inquiry

Denk jetzt ein paar Minuten über einen der letzten Gedanken nach, die dir durch den Kopf gegangen sind.

Am besten entscheidest du dich für einen einprägsamen oder beunruhigenden Gedanken, vielleicht auch für einen, den du oft hast. Schreib ihn auf. Schau dir diesen Gedanken dann an, und frag dich:

- Ist dieser Gedanke wahr?
- Auf welcher Ebene entspricht er der Wahrheit?
- Welche tiefere Wahrheit kannst du durch diesen Gedanken entdecken?

Selbsterforschung und Achtsamkeit waren schon in der Antike bekannt, und das nicht ohne Grund: weil es den meisten Menschen schwerfällt, sich unabhängig von ihren Gedanken zu betrachten. Man muss sogar sagen, die Gedanken sind bei den meisten von uns ständig so präsent, dass wir den Fehler begehen, uns mit ihnen identisch zu sehen und zu glauben, dass sie unser Bewusstsein ausmachen. Doch das ist nicht wahr. Deine Gedanken kommen von außerhalb deiner Person. Denn du *bist* nicht deine Gedanken.

»Aber wo kommen sie denn her?«, fragst du dich womöglich. Viele entstammen unserem *Unbewussten*, einem geheimnisvollen Ort in unserem Inneren. Darin speichern wir unsere Ängste, unsere Wünsche, Hoffnungen und die Erinnerungen an Erlebtes. Diese Erinnerungen verfestigen sich zu Annahmen darüber, was in einer bestimmten Situation passieren könnte – wobei viele dieser Erinnerungen aus dem gegenwärtigen Leben stammen, manche aber auch aus früheren.

Weil Erinnerungen aus früheren Leben in unserem Unbewussten gespeichert sind, können sie unsere Gedanken beeinflussen und tun es auch. Tatsächlich können sie sich so real anfühlen wie etwas, was du im vergangenen Sommer erlebt hast, auch wenn du nicht weißt, wann genau. Das heißt: Zwar erinnerst du dich vielleicht nicht an die Einzelheiten von etwas, das vor Hunderten von Jahren stattgefunden hat; du und deine Gedanken werden dennoch davon beeinflusst.

DENKANSTOSS
Die Macht des Unbewussten

Anfang des 20. Jahrhunderts war der Psychiater Sigmund Freud überzeugt, dass das Denken, das Verhalten und die Persönlichkeit des Menschen aus dem Zusammenspiel dreier Bewusstseinsebenen entstehen: des Bewussten, des Vorbewussten und des Unbewussten.

Er verglich das menschliche Erleben und Verhalten mit einem Eisberg, dessen Spitze das Bewusste ist (ebendas, was uns bewusst ist). Direkt unter der Oberfläche liegt demnach das Vorbewusste (alles, worauf wir schnell zugreifen können, etwa unsere Erinnerungen oder gespeichertes Wissen). Und die große, nicht sichtbare Masse des Eisbergs wäre nach dieser Auffassung das Unbewusste (alles, was uns nicht vollständig bewusst ist).

Nach Freuds Theorie spielen das Unbewusste und das Vorbewusste eine wichtige Rolle für die Entwicklung unseres Lebens;

und indem wir Zugang zu unserem Unbewussten finden und es neu programmieren, können wir unsere Realität neu gestalten. Das wachsende Wissen über den Einfluss des Unbewussten auf die psychische Gesundheit hat zu bedeutenden Veränderungen in der Psychiatrie und Psychologie geführt. Dennoch wissen wir bis heute nicht genau, wie mächtig das Unbewusste wirklich und wie groß sein Einfluss auf unser Leben ist.

Vielleicht warst du in einer deiner bisherigen Inkarnationen bitterarm und hast oft Hunger gelitten. Du hattest Angst oder hast dich um deine Familie gesorgt. Vielleicht hat dich die Krankheit eines deiner Kinder in einen Zustand der Hilflosigkeit versetzt, weil du nicht genug Geld hattest, um ihm die notwendige Medizin zu kaufen. Es ist möglich, dass dein gegenwärtiges emotionales Empfinden noch stark von diesem früheren Leben beeinflusst wird, weil du vielleicht ständig von der Angst geplagt wirst, nie genug zu haben und nicht über das Geld zu verfügen, das du brauchst, um für dich und deine Familie zu sorgen.

Sobald diese Ängste oder negativen Erfahrungen durch eine bestimmte Situation ausgelöst werden, können sie sich manifestieren. Zum Beispiel wenn im Supermarkt deine Kreditkarte nicht akzeptiert wird, du in Panik gerätst und von Gedanken wie »Wie soll ich jetzt bloß meine Familie satt kriegen?« oder »Wenn ich jetzt das Essen hier nicht bezahlen kann, stecke ich in gewaltig in der Klemme« beherrscht wirst. Wenn Erinnerungen an ein früheres Leben im Spiel sind, können sich die entsprechenden Gedanken so verstärken, dass sie in keinem Verhältnis mehr zu deinen gegenwärtigen Lebensumständen stehen. Versuche, nicht in Panik zu geraten, sondern probier eine andere Karte aus, lass gegebenenfalls einige Artikel oder alles zurückgehen, ruf im Anschluss deine Bank an, um herauszufinden, ob ein Fehler vorliegt, oder um deine derzeitigen finanziellen Möglichkeiten zu besprechen.

Ein anderes Beispiel: Du fragst dich vielleicht ständig, wohin dein Mann geht oder mit wem er sich unterhält; und obwohl er dir keinen Grund gibt, an seiner Treue zu zweifeln, verdächtigst du ihn, dich zu betrügen. Sobald er das Haus etwas besser gekleidet als sonst verlässt, vermutest du, dass er eine Affäre hat, und wenn er ins Nebenzimmer geht, um einen Anruf entgegenzunehmen, wird dir bang ums Herz. Vielleicht bist du in einem früheren Leben von deinem Ehepartner wegen eines oder einer anderen verlassen worden – mit verheerenden Folgen für dein Selbstwertgefühl. Um diesen negativen Einflüssen zu begegnen, ist es wichtig, dass du immer darauf achtest, ob und wann du aus Vorurteilen heraus handelst, die nichts mit deinem jetzigen Leben zu tun haben.

Ich habe einmal mit einem Mann gearbeitet, der seit Jahren unter Schlafstörungen litt. Weil ihm jeden Abend so viel durch den Kopf ging und er deshalb kaum zur Ruhe kam, konnte er einfach nicht einschlafen. Und diese Schlafstörungen wirkten sich in vielerlei Hinsicht negativ auf ihn aus. Er erinnerte sich, dass er in einem seiner früheren Leben als Soldat nachts Schildwache gehalten hatte. Dummerweise schlief er ein, sein Regiment wurde überfallen, und alle kamen um – was der Mann sich unbewusst auch in diesem Leben noch vorwarf. Jetzt empfand er das Einschlafen als ein zu großes Risiko, weil er damit Gefahr für Leib und Leben verband. In dem Moment, in dem es ihm gelang, sich seinen so lange zurückliegenden Fehltritt während der Wache zu verzeihen, konnte er die bösen Gedanken und die Unruhe, die ihn seit Jahren quälten, loswerden.

GRABE TIEFER
Deine unbewussten Muster

Versuche, dir einige deiner unbewussten Denk- und Verhaltensmuster bewusst zu machen:
- Hast du immer wiederkehrende Gedanken, die sich negativ
  auf dein Leben auswirken,
- dich stressen und unruhig machen oder
- auf irgendeine Art und Weise einschränken oder behindern?

Gedanken entstehen aus Erfahrungen und Erinnerungen sowohl
aus diesem als auch aus früheren Leben und beruhen oft auf der
unbewussten Überzeugung, dass sich einmal Erlebtes mit hoher
Wahrscheinlichkeit wiederholt.

Überzeugungen sind ungeprüfte Gedanken, die für uns im
Laufe der Zeit zu Wahrheiten werden. Zur Veranschaulichung
sollen uns die beiden letzten Szenarien dienen: Bei Menschen,
die in einem früheren Leben praktisch am Hungertuch nagten
und in der Gegenwart finanzielle Sorgen haben, bildet sich im
Laufe der Zeit die Überzeugung »Ich bin arm« oder »Mir fehlt
es an fast allem«. Und wer seinen Partner der Untreue verdäch-
tigt, kommt allmählich zu der Überzeugung »Männer/Frauen
sind eben notorische Fremdgänger« oder »Ich verdiene keine
treue Partnerin«.

Überzeugungen sind für uns die Wahrheit. Und wie alle Gedanken sind sie individuell, also von Mensch zu Mensch verschieden. Was für dich Realität ist, muss nicht unbedingt auch
für andere wahr sein, die ihre eigenen Erfahrungen gemacht ha-

ben und ihre eigenen Gedanken hegen. Überzeugungen entstehen, wenn wir über bestimmte Situationen oder Personen immer wieder ähnlich denken und diese Ansichten mit der Zeit verinnerlichen.

Manche Menschen nehmen ihre Überzeugungen sehr ernst und meinen sogar, sie mit Zähnen und Klauen gegen Andersdenkende verteidigen zu müssen. Viele von uns glauben auch, dass es unsere Überzeugungen sind, die uns ausmachen, oder dass wir das sind, wovon wir überzeugt sind.

Diese selbstdefinierenden Überzeugungen können sich auf die eigene Person, auf Religion oder Spiritualität, auf Institutionen, Unternehmen, Gruppen respektive Zugehörigkeiten oder auch andere Menschen beziehen. Und sie basieren auf Erfahrungen, die wir in diesem oder in früheren Leben gemacht haben. Aber wir *sind* nicht unsere Überzeugungen, genauso wenig, wie wir mit unseren Gedanken identisch sind. Sie kommen von außen. Und sie definieren uns nicht.

Vor Jahren habe ich einmal mit einem Mann gearbeitet, der seit jeher Single und mit Mitte, Ende vierzig noch Junggeselle war – obwohl er immer wieder beteuerte, heiraten und eine Familie gründen zu wollen. Er sah gut aus, war charismatisch, Tierarzt mit eigener Praxis und in jeder Hinsicht »eine gute Partie«.

In unserer ersten gemeinsamen Sitzung beschrieb er mir sein Beziehungsmuster: Er lernt eine Frau kennen, findet sie attraktiv, trifft sich einige Male mit ihr; und sobald er das Gefühl hat, sie komme ihm »zu nahe« (seine Wortwahl), konzentriert er sich entweder auf einen tatsächlichen Makel oder eine eingebildete Schwäche der Dame und trennt sich von ihr. Einmal sogar, wie er mir gestand, weil er es nicht mochte, wie sie an ihrem Ohrläppchen zupfte, wenn sie nervös wurde ... Außerdem meinte er, Frauen seien »das ganze Theater sowieso nicht wert« und wür-

den den Männern »letztlich doch immer nur das Herz brechen« –
Gedanken, die sich bei ihm zu Überzeugungen verfestigt hatten
und für ihn inzwischen unumstößliche Wahrheiten darstellten.
Eines seiner früheren Leben, so erinnerte er sich, verbrachte er im
Irland des 19. Jahrhunderts, glücklich verheiratet mit einer Frau,
für die er eine tiefe Liebe empfand. Sie erkrankte jedoch schwer
und starb sehr jung, sodass er allein, hilflos und von Trauer und
Schmerz überwältigt zurückblieb.

Jetzt erkannte er, dass seine Überzeugungen über Frauen auf der
unbewussten Angst beruhten, sich zu verlieben, einen Verlust zu
erleiden und Herzschmerz zu empfinden. Außerdem sah er nun,
dass auch sein Beziehungsmuster auf dieser Angst beruhte und er
sich selbst sabotierte, indem er nicht bereit war, Frauen mehr als
nur oberflächlich kennenzulernen. Nachdem er sich für echte In-
timität und Liebe geöffnet hatte, auch auf die Gefahr hin, die Person wieder zu verlieren und großen Kummer zu erleben, lernte er
innerhalb eines Jahres seine künftige Frau kennen. Wie er mir erzählte, war er sich zwar nicht hundertprozentig sicher, dass es dieselbe Frau war wie damals in Irland, aber es fühlte sich für ihn
»genauso« an.

Sein unbewusstes Denken war zu Überzeugungen geronnen,
die ihn daran hinderten, seine wahre Liebe zu finden. Und als
es ihm einmal gelungen war, diese Überzeugungen aufzulösen
und zu erkennen, dass sie nicht der Wahrheit entsprachen, fand
ihn die Liebe ziemlich schnell. Dazu musste er nur aufhören,
sich selbst im Weg zu stehen, und die falschen, destruktiven
Überzeugungen loslassen, die seine Gedanken ihm eingeflößt
hatten.

DEINE GESCHICHTE – NEU ERLEBT
Schau dir deine Überzeugungen an

Schreib dir in den nächsten paar Minuten bitte einige deiner »stärksten« Überzeugungen auf. Und ordne sie bitte den verschiedenen Kategorien zu:

- Überzeugungen, die mich selbst betreffen,
- meinen Partner oder meine Familie,
- meine Community,
- meine Spiritualität,
- mein Land oder meine politischen Ansichten,
- bestimmte Religionsgemeinschaften, Gruppen oder Minderheiten und
- Überzeugungen über die Welt im Allgemeinen.

Du kannst auch andere Kategorien hinzufügen, die dir einfallen und dich ansprechen.

Was sagen diese Überzeugungen aus? Woher kommen sie? Wie hast du sie erworben? Manche Überzeugungen übernehmen wir von unserer Herkunftsfamilie, von der Kultur, der wir angehören, oder von unserem sonstigen persönlichen Hintergrund. Andere basieren auf direkten Erfahrungen, die wir gemacht haben.

Sprechen wir nun über unser Konzept von »Wahrheit«. Viele unserer Überzeugungen bewahrheiten sich tatsächlich – aber nur für *uns*. Denn du darfst nicht vergessen, dass Wahrheit etwas sehr Persönliches ist. Und dass etwas, was für dich wahr ist, für andere noch lange nicht der Realität entsprechen muss. Denn so etwas wie allgemeine Wahrheiten gibt es nicht, sie variieren von Mensch zu Mensch.

Wer feste ideologische Vorstellungen und Überzeugungen hat und sich allzu passioniert an seine Wahrheit klammert, ist anderen Auffassungen gegenüber blind. Doch sobald wir anfangen, unsere Gedanken und Überzeugungen neu zu bewerten und zu verstehen, dass sie auf unseren ganz individuellen, einzigartigen Erfahrungen beruhen, gewinnen wir auch einen neuen Zugang zur Wahrheit. Denn wir schaffen unsere Wahrheiten im Verlauf vieler Leben. Und eine der größten Chancen, die jedes Einzelne von ihnen bietet, besteht darin, unsere eigene Wahrheit zu finden. Diese muss aber nicht in Stein gemeißelt sein. Denn Wahrheit ist etwas Flexibles, was sich ständig verändert. Und auch wir selbst müssen immer flexibel bleiben.

Ich weiß von vielen Menschen, dass sie nicht an frühere Leben glauben. Und solange sie nicht selbst eines erlebt haben, verstehe ich das auch. Denn zu glauben, dass etwas existiert oder zumindest im Bereich des Möglichen liegt, ist etwas ganz anderes, als es tatsächlich zu erleben. Ist das jedoch der Fall, dann wird dieser Glaube zu einer Überzeugung und zu einer eigenen Wahrheit, die man selbst erfahren hat.

Wer sich auf diese Weise seiner individuellen Wahrheit nähert, kann auch leichter Mitgefühl für Menschen entwickeln, die seine Überzeugungen nicht teilen. Triffst du auf jemanden, dessen individuelle Wahrheit sich nicht mit deiner deckt, kannst du versuchen, sie als Produkt seiner Gedanken und Überzeugungen zu sehen, die auf seinen Erfahrungen beruhen. Und wenn ihr beide eure eigene Wahrheit habt, worüber wollt ihr dann noch streiten?

Sobald du erkennst, dass du weder mit deinen Gedanken noch mit deinen Überzeugungen identisch bist, kannst du damit beginnen, sie zu kontrollieren, anstatt dir weiterhin von ihnen dein Erleben diktieren zu lassen. Indem du darüber nachdenkst, woher diese Gedanken kommen – nämlich aus Erinnerungen an die Vergangenheit und die Gegenwart –, kannst du überdenken, wie und warum du sie dir zu eigen gemacht hast.

Betrachte deine Überzeugungen als kristallisierte, verfestigte Gedanken. Alles, was du siehst, ist wahr. Aber nur und allein für dich persönlich. Vergiss nicht, dass sowohl deine Gedanken und Überzeugungen als auch deine individuelle Wahrheit flexibel und fließend sind. Das bedeutet, dass du nicht nur deine Gedanken, sondern auch deine Überzeugungen jederzeit ändern und sie neuen Erfahrungen anpassen kannst.

MEDITATION

Such dir einen Platz, an dem du eine Weile ungestört sitzen kannst, und schließ die Augen. Atme ein paarmal tief ein und aus, und entspann dich dabei.

Während du allmählich zur Ruhe kommst, achte auf die Gedanken, die dir durch den Kopf gehen. Halt dich nicht an diesen Gedanken fest, doch mach dir bewusst, woran du denkst.

Atme weiter tief ein und aus, und nimm zugleich die Gedanken wahr, die in deinen Kopf kommen. Du brauchst diese Gedanken nicht zu verdrängen oder zu blockieren. Stattdessen nimmst du eine Art Beobachterposition ein und beobachtest, wie sie zu dir kommen.

Entscheide dich dann für einen, den du näher erforschen möchtest, zum Beispiel:

- Hast du vielleicht etwas auf dem Herzen?
- Machst du dir Sorgen oder Gedanken über etwas oder jemanden?
- Denkst du über etwas nach, was auf dich zukommt?

Frag dich:
- Wo liegt der Ursprung dieses Gedankens?
- Hast du so etwas schon öfter erlebt?
- Oder machst du dir Gedanken darüber, was sich daraus entwickeln könnte?

Versuche, in deiner Beobachterposition zu bleiben, und frag dich:
- Wo liegt der Ursprung dieses Gedankens?
- Inwiefern hindert er dich daran, im Hier und Jetzt zu sein?
- Verknüpfst du irgendeine Überzeugung mit diesem Gedanken?

Im Moment brauchst du diese Fragen noch nicht zu beantworten, beobachte einfach weiter.

Sobald dir bewusst wird, dass du einen bestimmten Gedanken hast, sagst du dir selbst: »Ich habe diesen Gedanken.«

Dann frag dich, wer eigentlich dieses »Ich« ist, das den Gedanken hat.

Lass dir Zeit, und beantworte die Frage dann, ohne die Antwort zu bewerten.

Öffne anschließend allmählich die Augen, und nimm dein Tagebuch zur Hand.

Welche Überzeugungen verbindest du mit diesem Gedanken?

Angenommen, du hättest an den Weltfrieden gedacht. Welche Überzeugungen sind mit diesem Gedanken verknüpft? Hältst du den Weltfrieden für möglich?

Angenommen, der Gedanke hätte sich um deine Partnerin oder dein Kind gedreht: Welche Überzeugungen verbindest du mit dieser Person?

Nun, da du herausgefunden hast, wie deine Gedanken und Überzeugungen zusammenhängen, frag dich selbst: »Welche meiner Überzeugungen möchte ich auf den Prüfstand stellen?«

Beruhen manche deiner Überzeugungen auf Ängsten, Vorurteilen oder negativen Erfahrungen?

Mit welchen Gedanken sind diese Überzeugungen verbunden? Und wie ist es, wenn du einen anderen Gedanken dazu fasst? Fällt dir auf, dass sich damit auch deine Überzeugungen ändern?

SECHS

DU BIST WEDER DEINE BEZIEHUNGEN NOCH DEINE ROLLEN

Zu den Dingen, die uns als Menschen ausmachen, gehören zweifellos unsere Beziehungen zu anderen Menschen. Wir sind von Natur aus gesellige Geschöpfe, und das Alleinsein passt nicht zu uns. Jeder Mensch sehnt sich nach Verbundenheit und Nähe, ohne die unsere Grundbedürfnisse unerfüllt bleiben. Berührung, Austausch, Schutz und das Gefühl der Zugehörigkeit sind uns allen wichtig.

Zwar unterscheiden wir uns – je nach Persönlichkeit und Umwelteinflüssen – im Grad unserer Kontaktfreude. Dennoch gilt: Das Bedürfnis nach bedeutungsvollen Beziehungen zu anderen ist der menschlichen DNA eingeschrieben, ohne sie könnten wir buchstäblich nicht überleben.

Aufgrund unseres angeborenen Bedürfnisses nach sinnhaften Interaktionen mit unseren Mitmenschen gehen wir im Laufe unseres Lebens die unterschiedlichsten Beziehungen ein. Und im Rahmen dieser Beziehungen übernehmen wir auch verschiedene Rollen, um unsere gesellschaftlichen und emotionalen Bedürfnisse zu befriedigen. So sind wir Eheleute, Mütter, Väter, Schwestern, Brüder, Söhne, Nachbarn, Freundinnen, Liebhaber, Lehrer, Studenten, Arbeitgeber, Arbeitnehmer und erfüllen in diesem Beziehungsgeflecht die unterschiedlichsten Rollenerwartungen, um zur Aufrechterhaltung der damit verbundenen Dynamik beizutragen.

Wir werden in eine Familie, in eine Gemeinschaft hineingeboren und haben den instinktiven Wunsch, Teil einer Gruppe oder eines Paares zu sein. Und, ja, dieser Instinkt hat einen wichtigen biologischen Zweck (bei dem es auch um Geborgenheit und Fortpflanzung geht), aber er ist auch Ausdruck einer tief in uns verwurzelten spirituellen Sehnsucht. Wir wollen dazugehören, uns geliebt fühlen und die Verbundenheit mit anderen Menschen spüren.

Nicht alle Familien oder Gemeinschaften bieten dieses Gefühl der Zugehörigkeit und des Schutzes. Manche Mütter und Väter sind emotional nicht in der Lage, die Elternrolle auszufüllen. Und viele von uns verlieren ihre wichtigsten Bezugspersonen durch Tod, Scheidung, psychische Krankheit, Drogenabhängigkeit, Armut oder Vertreibung. Viele von uns leiden auch darunter, dass es in ihrem Leben nicht genügend Menschen gibt, die sich um sie kümmern, ihnen Gutes tun und sie beschützen.

Auch diejenigen unter uns, die nicht in einer traditionellen Familie aufgewachsen sind, haben das Bedürfnis und den Wunsch, in einer Gemeinschaft zu leben, und suchen deshalb anderswo den sozialen und emotionalen Rückhalt. Für viele von uns ist der Freundeskreis eine Art »Ersatzfamilie«, andere heiraten, um die Lücke zu füllen, die das Fehlen der elterlichen Unterstützung hinterlassen hat, oder haben gute Nachbarn, die ab und zu vorbeischauen oder Essen bringen, wenn sie krank sind. Eben weil wir einander brauchen.

Mir ist aufgefallen, dass die Beziehungen, die wir zu anderen Menschen haben, nicht unbedingt aus Begegnungen in diesem Leben entstehen, sondern auch aus Gemeinsamkeiten in einem früheren Dasein. Wir fühlen uns immer wieder zu denselben Menschen hingezogen, und die Verbindung mit ihnen ist von tiefer Bedeutung. Begegnest du ihnen in der Gegenwart wieder, habt ihr deshalb schon ein solides Fundament, auf dem ihr aufbauen könnt, auch für die Zukunft.

Wenn du bereit bist, genau hinzuschauen, wirst du entdecken, dass die wichtigsten Beziehungen, die wir haben, alle auch über eine spirituelle Dimension verfügen. Und die entstammt unserer gemeinsamen Geschichte. Bei all diesen Menschen handelt es sich um Seelenverwandte, um Soulmates.

Seit ich mit Rückführungstechniken arbeite, fällt mir immer wieder auf, dass von diesen Seelenverwandtschaften die größte Faszination für meine Klienten ausgeht. Und ihnen gilt auch das besondere Interesse der meisten. Im Grunde möchten wir wahrscheinlich alle unsere Seelenverwandten kennenlernen. Singles wollen wissen, wo sie die ihren treffen können. Und würden wir nicht alle gern erfahren, was uns in einem früheren Leben mit bestimmten Menschen verbunden hat? Unglaublich romantisch ist die Idee vom Seelengefährten beziehungsweise der Seelengefährtin – die Vorstellung, einst jemanden geliebt zu haben, durch den Tod von ihm oder ihr getrennt worden zu sein und die Person nach einer Reihe von Leben wiederzutreffen – über die Ozeane der Zeit hinweg.

Mit diesen Seelenverwandten sind viele Stereotype verbunden, die sich meist um romantische Vorstellungen von Liebe und Partnerschaft drehen. Dabei hat jeder von uns viele und ganz unterschiedliche Seelengefährten. Um dieser Tatsache Rechnung zu tragen, spreche ich auch am liebsten von Seelen*verwandten*. Darunter verstehe ich im Grunde alle Menschen, die wir schon aus einem früheren Leben kennen. Was zur Folge hat, dass die Liste deiner potenziellen Seelenverwandten aller Wahrscheinlichkeit nach sehr lang ist. Und weil du nicht immer so ausgesehen hast wie in diesem Leben, nicht unbedingt dasselbe Geschlecht hattest, der gleichen Ethnie angehörtest und so weiter, hattest du zu einer bestimmten Person auch nicht jedes Mal dieselbe Beziehung. Das macht die Sache aber nur umso interessanter.

Da ich das Privileg habe, die Erfahrungen aus früheren Leben vieler meiner Klienten mitzuerleben, bin ich im Laufe der Zeit zu der Überzeugung gelangt, dass unsere Seelenverwandtschaft etwas sehr Reales ist. Wir kommen mit geliebten Menschen zusammen, die wir schon einmal kannten. Und ich finde es immer wieder erstaunlich, was das Universum alles arrangiert, um uns zusammenzubringen, wenn wir dazu bestimmt sind, einander zu begegnen. So können zwei Menschen, die sich von früher kennen, in diesem Leben auf entgegengesetzten Kontinenten geboren werden und sich dennoch »zufällig« irgendwo auf der Straße wiedertreffen.

Ich liebe solche Geschichten. Zugegeben, ich bin eine hoffnungslose Romantikerin. Aber wie könnte ich auch nicht? Schließlich ist bei solchen Wiederbegegnungen ja immer auch ein Hauch Magie mit im Spiel. Und das finde ich so wunderbar, so inspirierend. Oft sind sogenannte »sinnvolle Zufälle«, Synchronizitäten, am Werk, etwa ein verpasster Zug, ein plötzlicher Gewitterregen oder ein gecancelter Flug, ohne die sich das Möglichkeitsfenster einer solchen Wiederbegegnung gar nicht erst geöffnet hätte.

Manche Seelenverwandte haben interessante, außergewöhnliche Gemeinsamkeiten: zum Beispiel, dass beide Mütter am selben Tag Geburtstag haben. Ich kenne auch Seelenverwandte, die jahrelang denselben Freundeskreis hatten, sich aber nie begegnet sind. Andere berichten von dem Gefühl, einander mehrere Male knapp verpasst zu haben, bevor sie sich schließlich tatsächlich zum ersten Mal trafen. Von einer Frau, mit der ich einmal gearbeitet habe, weiß ich, dass sie jahrelang im selben Bürogebäude beschäftigt war wie ihr jetziger Mann, den sie erst sehr viel später bei einem Blind Date kennengelernt hat.

Aber noch einmal: Bei Seelenverwandten geht es nicht nur um romantische Beziehungen. Bei der ersten Begegnung mit seiner künftigen Schwiegermutter hat mir einmal jemand erzählt, kam sie ihm so vertraut vor, als hätte er sie schon lange gekannt. Wie ein anderer berichtete, lernte er seinen besten Freund kennen, als er eine Treppe heruntergefallen war und ein Fremder ihm aufhalf. Ich habe auch schon gehört, dass Leute ihr späteres Kind im Traum sahen – Jahre vor seiner Geburt.

Wir haben viele Seelenverwandte, denen wir ständig begegnen können. Was wir auch tun. Die Vorstellung, dass es sich dabei immer um eine romantische Beziehung handelt, erweckt den falschen Eindruck, für jeden von uns gäbe es nur den Einen oder die Eine und nach denen müssten wir suchen. Ich höre immer wieder, dass jemand von sich sagt, er sei nur deshalb Single, weil er den perfekten anderen Menschen, die »bessere Hälfte«, die ihn schließlich vervollständigen würde, noch nicht gefunden hätte. Dieser Gedanke ist erstens falsch, weil niemand »unvollständig« ist. Und zweitens, weil er Menschen daran hindern kann, in der Person, die gerade vor ihnen steht, jetzt, genau in diesem Moment, ihren Seelenverwandten zu erkennen.

DENKANSTOSS

Erinnere dich an einige deiner Geschichten, in denen Seelenverwandte von dir eine Rolle spielen.

Denk an einige der wichtigsten Menschen in deinem Leben. Wie hast du sie kennengelernt? Kamen sie dir bereits bei eurer ersten Begegnung vertraut vor?

Spielten bestimmte »Zufälle« eine Rolle für euer Kennenlernen? Oder hattest du das Gefühl, dass es euch bestimmt war, einander zu begegnen?

Die Überidealisierung von Seelenverwandten kommt besonders in Begriffen wie »Zwillingsflamme« oder »Dualseele« zum Ausdruck, die den Eindruck erwecken, dass »irgendwo da draußen« unsere andere Hälfte herumschwirrt und ebenfalls auf der Suche nach uns ist. Diese Bilder gehen auf Platon zurück, den berühmten Philosophen der griechischen Antike. In seinem *Symposion* spricht er eine Legende an, der zufolge Zeus, der oberste Gott, beschloss, die Menschen in zwei Hälften zu teilen. Von ihrer Sehnsucht nach neuerlicher Ganzheit getrieben, waren diese Bruchstücke dazu verdammt, auf der Suche nach ihrem Pendant viele Leben lang umherzuirren. Dem Mythos nach sah sich Zeus aus Angst vor der Macht der Menschen zu diesem drastischen Schritt veranlasst. Diese Macht wollte er beschneiden, um die Kontrolle über uns nicht zu verlieren.

Wie ich herausgefunden habe, hat jeder Einzelne von uns ungefähr so viele mögliche Seelenverwandte, wie Entscheidungen im Leben es zu treffen gilt. Wer in einer echten Partnerschaft lebt, ist nicht nur doppelt so stark wie allein, sondern exponentiell stärker. Und wir suchen keineswegs unseresgleichen, sondern unser »Gegenstück«. Doch um dieses finden zu können, müssen wir zunächst lernen, uns selbst »genug« zu sein. Denn die Suche nach jemandem, der uns ergänzt, kann nie zu einer so echten Partnerschaft führen, wie sie durch die Arbeit an uns selbst möglich wird.

Stell dir deine vielen möglichen romantischen Seelengefährten wie ein Kartenspiel vor: Jede Karte darin entspricht einem potenziellen Lebenspartner für dich, wobei manche von ihnen spritzig und aufregend sein dürften, andere dagegen bodenständig und solide. Einige werden dir eine schwierige Lektion erteilen, andere sind reife, liebevolle Erwachsene. Sobald eine Beziehung zu Ende geht und du dich entscheidest, dich von einem Seelengefährten zu trennen, mischt sich das Kartendeck wieder und bietet dir die Möglichkeit, einem neuen zu begegnen.

Also noch einmal: So etwas wie *den* Einen oder *die* Eine gibt es nicht, und nicht alle Beziehungen mit einem Soulmate sind romantischer Natur. Auszuschließen ist es allerdings nicht, und es kann sich durchaus um deinen Liebespartner handeln. Genauso gut aber auch um Angehörige, Freunde, Kolleginnen – und auch Feinde. Ja, ich möchte sogar so weit gehen, zu sagen: Bei allen für dich wichtigen Personen – sowohl denjenigen, mit denen du in einer liebevollen Verbindung stehst, als auch denen, die dich vor Herausforderungen stellen und mit denen sich deine Beziehung eher schwierig gestaltet – handelt es sich um deine Seelenfamilie, die sich zur gleichen Zeit reinkarniert hat wie du.

Und letztlich stellen uns ja alle Beziehungen vor Herausforderungen. Selbst der liebevollste und präsenteste Elternteil, der hingebungsvollste Partner und auch das süßeste, liebste Kind geht uns mitunter – nun ja – auf die Nerven. Doch oft sind es ja genau diese Konflikte und Spannungen, aus denen wir das meiste lernen können. Viele der wichtigsten Lektionen, die uns im Leben erteilt werden, ergeben sich aus den Kontakten mit unseren Mitmenschen. Und wenn wir auf diesem Gebiet bewusst vorgehen, liegt darin das größte Potenzial für unser persönliches Wachstum. Ehrlichkeit, Offenheit, die Fähigkeit, Liebe zu geben und zu empfangen, den anderen als Spiegel zu betrachten und sich selbst darin zu reflektieren, sind eine kraftvolle spirituelle Praxis.

HILFSMITTEL
Wie du deine Soulmates erkennst

Woran erkennst du, ob jemand seelenverwandt mit dir ist? Hier sind ein paar mögliche Hinweise:

- Irgendwie kommt dir die Person bekannt vor. Du hast das Gefühl, ihr schon einmal begegnet zu sein (obwohl du das für dieses Leben sicher ausschließen kannst).
- Wenn du einem oder einer Seelenverwandten in die Augen schaust, empfindest du eine Art Wiedererkennen. Die Augen sind Fenster zur Seele, und beim Blick in die Augen eines Soulmates spürst du eine tiefe seelische Verbundenheit mit dieser Person.
- Etwas an seiner oder ihrer Stimme spricht dich an. Viele Menschen berichten, dass sie sich von der Sing- oder Sprechstimme ihres Soulmates angezogen fühlten.
- Du hast eine Art Déjà-vu-Erlebnis mit deinem Seelenverwandten oder stellst fest, dass er oder sie dir schon einmal im Traum erschienen ist.
- Eure Wege hätten sich beinah schon einmal gekreuzt.
- Ihr habt seltsame Gemeinsamkeiten, auch in kleinen Dingen.
- Die Begegnung mit dieser Person war bedeutsam oder schicksalhaft.

Angesichts der Relevanz zwischenmenschlicher Beziehungen ist es nicht verwunderlich, dass viele von uns sie als Teil ihrer Identität und ihres Selbstbildes betrachten. Wir alle haben schon davon gehört, dass man sich in einer schlechten Beziehung »verlieren«

kann. Meist ist in diesem Zusammenhang von Co-Abhängigkeit die Rede. Oder von Anpassungsdruck, dem mehr oder weniger sanften Zwang, sein Verhalten oder seine Persönlichkeit zu ändern, um die Beziehung nicht zu gefährden. Häufig geht es aber auch eine Nummer kleiner: Wie oft warst du schon versucht gewesen, die Frage »Wer bist du?« mit der Angabe einer Beziehungs- oder Rollenangabe zu beantworten wie »Ich bin Vater«, »Ich bin Chefin«, »Ich bin der Freund von …«, »Ich bin Lehrerin« und so weiter?

TAGEBUCHEINTRAG

Denk einen Moment lang an die wichtigsten Menschen in deinem Leben. Das können auch Menschen sein, die bereits verstorben oder für dich nicht greifbar sind.

Versuche, sie bestimmten Kategorien zuzuordnen. Manche gehören sicher zu mehr als einer Kategorie. Bei den Verstorbenen konzentriere dich bitte darauf, was sie zu Lebzeiten für dich waren.

Erstell in deinem Tagebuch eine Liste von Menschen, mit denen du gut auskommst, weil sie von Natur aus liebenswert und hilfsbereit sind. Diese Leute zählen für dich zu den hilfreichsten, glaubwürdigsten und zuverlässigsten.

Stell dann eine weitere Liste zusammen, in die du diejenigen Menschen aufnimmst, mit denen du am wenigsten gut umgehen kannst. Wenn du magst, kannst du auch schreiben, warum du das so empfindest.

Schau dir nun beide Listen an: All diese Menschen sind deine Seelenverwandten, auch die »schwierigeren«.

Sobald wir unsere Beziehungen durch die Brille früherer Leben betrachten, erkennen wir schnell, dass unsere Identifikation mit den Beziehungen, die wir haben, nur eine weitere falsche Identität erzeugt. In unseren bisherigen Leben hatten wir andere Rollen und Partnerschaften als heute. Wir lebten zu anderen Zeiten, an anderen Orten, unter anderen Namen, mit einem anderem Aussehen und einem anderen Geschlecht.

MEDITATION

Setz dich einen Moment ruhig hin, schließ die Augen und atme ein paarmal tief ein und aus.

Konzentriere dich dann auf eine bestimmte Beziehung in deinem Leben – die erste, die dir in den Sinn kommt.

Während du weiter tief ein- und ausatmest, denk bitte über Folgendes nach:
- Welche Gefühle weckt diese Beziehung in dir?
- Welche deiner Bedürfnisse befriedigt sie?
- Wie befriedigst du die Bedürfnisse dieser Person?
- Was könntest du noch zum Gelingen dieser Beziehung beitragen?

Die Tatsache, dass wir nicht identisch mit unseren Beziehungen sind, bedeutet keineswegs, dass sie nicht ein integraler Bestandteil unseres jetzigen Lebens sind, wie auch aller früheren Besuche, die wir auf der Erde gemacht haben. Ich könnte wetten, dass auf der Liste deiner Soulmates auch Menschen stehen, die in deinem Alltag eine bestimmte Rolle spielen – nicht nur deine Liebste oder dein Liebster, sondern auch deine Eltern, Großeltern, Kinder, Geschwister, Cousins und Cousinen, Freundinnen, Kollegen und die Chefin, vielleicht sogar dein Lieblingskellner in deinem Stammlokal. Die Tatsache, dass du all diese Menschen bereits aus früheren Leben kennst, deine Beziehungen zu ihnen also schon eine längere Geschichte haben, erklärt auch, warum du dich mit einigen von ihnen besser verstehst als mit anderen.

Vielleicht hast du ein Geschwister, mit dem du dich ständig über die Frage in die Haare kriegst, wer von euch mehr für die alten Eltern tut. Womöglich werft ihr euch gegenseitig Egoismus vor und haltet einander für unzuverlässig. Doch in einem früheren Leben wart ihr zwei womöglich Konkurrenten im Kampf um die zum Überleben notwendigen Ressourcen, Essen und Wasser zum Beispiel. Ebendiese Dynamik spielt auch in eure heutige Beziehung hinein: Sie löst euren Kampfgeist aus. Und jetzt seid ihr aufgefordert, euch die Verantwortung für die Pflege eurer Eltern gerecht zu teilen, die Bedürfnisse des jeweils anderen zu berücksichtigen, ohne die Unterstützung von Mutter und/oder Vater zu vernachlässigen.

Vielleicht hast du auch eine beste Freundin, mit der du dich noch nie gestritten hast, die du liebst, mit der du dich perfekt verstehst und die dich genauso bedingungslos liebt wie du sie. Das könnte daran liegen, dass sie in einer früheren Inkarnation deine Mutter war und ihre Liebe zu dir in euer jetziges Leben mitgebracht hat. Ihre Gegenwart darfst du als Geschenk betrachten, das dir zeigt, wie eine solche Liebe in einem anderen Kontext aussehen kann. Denn vergiss nicht: Du bist hier, in einem neuen Körper, um zu lernen. Und die Lektionen, die dir erteilt werden, drehen sich um die Liebe in all ihren Erscheinungsformen.

Im Umgang miteinander übernehmen wir bestimmte Rollen – als Mutter, Freund, Angestellte, Schwester, Großvater, Technikerin, Präsidentin, Baseballspieler, Mannschaftskameradin. Und je nach Kultur und Zeit sind mit jeder Rolle bestimmte Erwartungen verbunden. Zum Beispiel sollen Mütter fürsorglich und eben »mütterlich« sein und sich gut um ihre Kinder kümmern. Und um diese Rolle ausfüllen zu können, braucht man bestimmte Fähigkeiten. Von Ehemännern wird erwartet, dass sie das Geld nach Hause bringen, dass sie die Familie beschützen, dass sie Jäger und Krieger sind. Auch wenn wir diese Rollen für überholt halten – die Erwartungen, die wir mit ihnen verbinden, bleiben bestehen. In meiner Kindheit spielte die ganze Familie gern »Old Maid«. Das Set bestand aus einer ungeraden Anzahl von Karten: mit einer Ausnahme alle Bildpaare. Und diese Ausnahme war ebendie »alte Jungfer«. Verlierer des Spiels war, wer diese Karte am Ende noch auf der Hand hatte. Obwohl es sich »nur« um ein Kartenspiel handelte, transportierte es doch ein Stereotyp, das Klischee der in die Jahre gekommenen und etwas ältlich wirkenden Frau, die keinen Mann »abbekommen« hat. Eine »alte Jungfer« zu sein, bedeutete, zu den »Ladenhütern« zu gehören, zum »unerwünschten Rest«. Und für Frauen, die keinen Partner hatten, gab es keinen wünschenswerten Platz in der Gesellschaft. Im Hintergrund schwang die Überzeugung mit: Unverheiratete Wesen weiblichen Geschlechts lebten nicht so, wie es sich für Frauen ziemt.

Und auch heute, Jahrzehnte später, in einer Gesellschaft, die sich für bedeutend aufgeklärter hält, in der sich Geschlechterrollen und Rollenerwartungen gewandelt haben ... all das ändert nichts daran, dass ein Kind eine gewisse »Bemutterung« braucht, und zwar von einer Person, die über die von ihr erwartete Mütterlichkeit verfügt.

Es ist schwer, sich gegen die verschiedenen Rollen, die wir spielen, zu wehren oder das von uns erwartete Beziehungsverhalten zu verweigern. Schließlich sind wir Menschen soziale Wesen, und die Beziehungen, die wir miteinander pflegen, gehören zu unseren grundlegendsten Bedürfnissen. Manche unserer Rollen setzen ein gewisses Maß an Selbstlosigkeit und die Bereitschaft voraus, die eigenen Wünsche und Bedürfnisse zugunsten anderer zurückzustellen. Wenn es sich dabei um die Rolle einer Bezugsperson oder der Versorgerin handelt, ist es besonders schwierig, nicht so sehr in dieser Rolle aufzugehen, dass man sich selbst darüber vergisst.

Unsere Rollen und Beziehungen sind jedoch nicht in Stein gemeißelt, sondern einem ständigen Wandel unterworfen. Wenn eine Frau nach vierzig Ehejahren Witwe wird, trauert sie nicht nur um ihren verstorbenen Mann, sondern auch um ihre Identität als Ehefrau. Wenn die vier Kinder eines alleinerziehenden Mannes das Haus verlassen, weiß er womöglich gar nicht mehr, wer er jenseits seiner alles dominierenden Vaterrolle überhaupt noch ist. Eine engagierte Angestellte, die auch in den Abendstunden und an den Wochenenden noch arbeitet, die ihren Beruf über alles stellt und plötzlich entlassen wird ... was nun? Die Identifikation mit unseren Rollen oder Beziehungen reicht bei Weitem nicht aus. Allein die ganz normalen Veränderungen, die sich im Laufe der Zeit unweigerlich ergeben, zeigen, dass wir gar nicht erst versuchen sollten, eine Identität auf diesen beiden Säulen aufzubauen.

GRABE TIEFER

Denk jetzt einmal darüber nach, wie du im Leben anderer Menschen wahrgenommen wirst:
- Welche Rollen spielst du in deinem Leben?
- Wie wird deine Identität durch diese Rollen geprägt?

Aber nicht nur das. Du hast auch nicht immer die Rollen gespielt, die du heute spielst. Und auch deine verschiedenen Beziehungen waren nicht immer die gleichen. In jedem Leben, das wir führen, füllen wir ganz unterschiedliche Rollen aus. Und in unseren Beziehungen geht es immer darum, zu lernen und uns weiterzuentwickeln. Würden wir nun immer wieder das gleiche Leben leben, könnten wir unser Wachstumspotenzial in diesen Beziehungen nicht voll ausschöpfen, geschweige denn erweitern. Deine Tochter heute war vielleicht in einem früheren Leben deine Mutter. Dein heutiger Lebenspartner war womöglich einst ein Elternteil, eine Freundin, ein Chef, ein Bruder oder eine Schwester – du verstehst, worauf ich hinauswill. Wir sind auf der Welt, um ganz unterschiedliche Ausdrucksformen der Liebe kennenzulernen: die romantische Liebe, die Familienliebe, die Mutterliebe, die Freundschaft, die Bewunderung, die Besessenheit (eine toxische Form der Liebe) und die Selbstliebe. All dies sind Erscheinungsformen, in denen sich die Liebe manifestieren kann.

Vielleicht findest du es seltsam, dass eine Beziehung, die so besonders ist und so viel Raum einnimmt, einmal ganz anders aussah. Viele meiner Klientinnen haben herausgefunden, dass ihre geliebten Menschen auch in einem früheren Leben schon bei ihnen waren. Und obwohl sie sich zunächst wundern, wie sich die Beziehung zu ihnen verändert hat, bemerken sie letztlich doch, dass das alles irgendwie einen Sinn ergibt.

Eine Frau, mit der ich einmal gearbeitet habe, erkannte in ihrem sechsjährigen Sohn ihren früheren Ehemann, und ihr jetziger Ehemann war einst ihr Bruder. Lachend erzählte sie mir von den Beschützerinstinkten, die der Junge ihr gegenüber zeige. Er habe ähnliche emotionale Bedürfnisse wie sie. Ihren Mann hingegen bezeichnete sie als ihren besten Freund und, ja, »liebsten Saufkumpanen«. Kein Zweifel: Spuren der alten Dynamik waren auch in diesem Leben noch zu erkennen.

Tatsächlich erlebe ich so etwas öfter. Das liegt daran, dass die Verarbeitung der Seelenverwandtschaft und der damit verbundenen Problematik oft länger als ein Leben dauert. Ehepartner können in verschiedenen Leben miteinander verheiratet sein, meist aber mit vertauschten Geschlechtern oder Rollen: Wer heute das Geld nach Hause bringt, war vielleicht früher für Haushalt und Familie zuständig. Und umgekehrt. Auch Mutter und Tochter können die Plätze tauschen, sich in der Elternrolle abwechseln, um sich in unterschiedlichen Konstellationen auf verschiedenen Ebenen verstehen zu lernen.

Die Beziehungen, die wir mit unseren Soulmates haben, sind ein wahres Geschenk. Und im Grunde sogar heilig, denn wir haben ja vorgeburtlich miteinander Vereinbarungen getroffen: pränatal Seelenverträge geschlossen, in denen festgelegt ist, was wir in unserem jeweiligen Leben füreinander sind und welche Lektionen wir zu lernen haben. (Oft geht es darum, Liebe zu erkennen und zu empfangen.)

Und auch wenn es nicht so zu sein scheint: Selbst unsere schwierigsten Beziehungen sind Geschenke. Ich bin sicher, dass auch dir solche Erfahrungen zugänglich sind: dass du auf eine problematische Beziehung zurückblicken und nicht nur ihren Einfluss auf deine Lernerfolge und dein persönliches Wachstum erkennen kannst, sondern auch das, was sie dazu beigetragen hat, dich zu dem Menschen zu machen, der du heute bist. Die Rückschau bringt immer mehr Klarheit.

Vergiss nicht, dass unsere Rollen und Beziehungen veränderlich sind. Solltest du also glauben, dass deine Identität etwas mit der Dynamik deiner Beziehung zu einer anderen Person zu tun hat, dann denk noch einmal darüber nach. Du bist weder identisch mit deinen Beziehungen noch definieren dich die Rollen, die du spielst. Du warst schon alles. Mutter, Vater, Großelternteil und Kind.

In einigen deiner Leben warst du wahrscheinlich Single oder hattest Kinder, und in anderen warst du Teil einer großen Familie oder Gemeinschaft. Und auf die eine oder andere Weise hast du dich immer damit identifiziert. Doch obwohl die wichtigsten Menschen in deinem Leben, deine Seelenverwandten, einen großen Teil zur Befriedigung deiner menschlichen Bedürfnisse geleistet haben und zu deinen größten Lehrern gehören, definieren auch diese Bindungen dich nicht. Denn die wichtigste Beziehung, die du je haben wirst, ist die zu dir selbst.

DEINE GESCHICHTE – NEU GESCHRIEBEN
Rollentausch mit Seelenverwandten

Zu Beginn dieser Übung suchst du dir eine Person aus, mit der du in irgendeiner Beziehung stehst. Das kann also jeder sein, angefangen bei deinem Partner oder deiner Partnerin bis hin zu einem Nachbarn, der in derselben Straße wohnt wie du.

Nimm die erste Person, die dir einfällt. Du kannst diese Übung machen, sooft du willst, aber wähle jetzt eine Person aus und konzentriere dich ganz auf sie.

Denk über eure Beziehung nach. Wer bist du für die Person, die du gewählt hast, und wer ist sie für dich? Welche Rollen spielt ihr füreinander?

Stell dir diese Person nun in einer anderen Rolle vor – und in einer anderen Beziehung zu dir. Wähle eine, die weniger intim ist als die Beziehung, die ihr in Wirklichkeit habt.

Beispiel: Angenommen, ihr seid jetzt Mutter und Tochter. Dann könntest du dir vorstellen, dass ihr Schwestern seid, die in entgegengesetzten Teilen eures Landes leben. Seid ihr in Wirklichkeit Ehepartner, kannst du dir vorstellen, dass ihr Freunde oder Kollegen seid.

Ich wünsche mir, dass du dich wirklich auf diese neue Dynamik einlässt und genau überlegst, wie ihr miteinander umgeht:

- Worüber redet ihr?
- Wie viel Zeit verbringt ihr zusammen?
- Welche Bedürfnisse könnt ihr einander erfüllen?

Dann wiederhole die Übung. Stell dir diesmal aber eure Beziehung noch enger vor. Seid ihr in Wirklichkeit miteinander verheiratet, könntest du dir zum Beispiel vorstellen, dass ihr Zwillinge seid. Und wenn ihr real Zwillinge seid, könntest du dir vorstellen, dass ihr verheiratet seid:

- Wie fühlst du dich in dieser Beziehung?
- Was wird in dieser Beziehung von dir erwartet?
- Und was erhoffst du dir als Gegenleistung?

SIEBEN

DU BIST NICHT DEIN LEIDEN

W enn wir uns auf eines im Leben verlassen können, dann darauf, dass jeder von uns mit Herausforderungen und Schwierigkeiten konfrontiert wird. Schmerz und Enttäuschung sind unvermeidbar. Wir alle werden es mit Verlusten, Krankheiten, dem Tod geliebter Menschen, Tragödien oder Unglücksfällen zu tun bekommen. Und da viele dieser Katastrophen außerhalb unserer Kontrolle liegen, fühlen wir uns ihnen mehr oder weniger hilflos ausgesetzt.

Das Leben kann voller Freude und schön sein, aber es gibt auch viel Leid. Und selbst wenn es so aussieht, als kämen manche mehr oder weniger ungeschoren davon – letztlich ist niemand davor gefeit. Dennoch sind die Herausforderungen ungleich verteilt. Während der eine auch in seinen mittleren Jahren noch keinen geliebten Menschen verloren hat, muss die andere bereits als Kind den Tod eines nahen Angehörigen verkraften. Wieder ein anderer hat das Glück, schon während des Studiums seine große Liebe zu finden, während sein damaliger Kommilitone dagegen noch mit Mitte fünfzig allein und auf Partnersuche ist. Manche Menschen sind mit einer robusten Gesundheit gesegnet, andere werden über Jahre von einer chronischen Krankheit geplagt.

Ich kenne Menschen, die Unglück und Herausforderungen geradezu anzuziehen scheinen und sich fragen, woran das wohl liegen mag. Warum ist ihr Leben so viel schwieriger, als das der anderen zu sein scheint? Dass sie sich so quälen müssen – das kann doch nicht gerecht sein, oder? Als Kind habe ich mich intensiv mit dem Thema »Gerechtigkeit« beschäftigt. Wie konnte das Leben so gut zu den einen und so grausam zu den anderen sein? Ich dachte an Kinder, die schon als Babys starben, während andere Menschen hundert Jahre alt wurden. Manche sind körperlich stark und fit, andere können nach einem Autounfall nicht mehr laufen. Warum werden die einen reich und behütet geboren, während andere in bitterer Armut das Licht der Welt erblicken oder als Kinder von Eltern, die ihnen nicht die Liebe geben können, die sie brauchen und verdienen? Warum wird guten, freundlichen, liebevollen Menschen Brutalität angetan?

Die Familie, in der ich aufgewachsen bin, glaubte nicht an Reinkarnation, meine Eltern und Verwandten kannten nicht mal das Wort. Also fragte ich mich: Wenn wir nur dieses eine Leben haben und damit nur eine Chance, alles zu erleben, warum ist die Welt dann so ungerecht?

Später entdeckte ich für mich die Reinkarnation, somit die Tatsache, dass wir eben nicht nur diese eine Gelegenheit haben, die Fülle des menschlichen Daseins zu erkunden. Und das war der Moment, in dem ich mich mit der scheinbaren Ungerechtigkeit versöhnen konnte. Die Erkenntnis, dass es so viel mehr gibt als dieses eine Leben, half mir, den Vorhang zu lüften, der mir zuvor den Blick auf das größere Ganze versperrt hatte: Manchmal sind wir mit der einen Herausforderung konfrontiert, aber nicht mit bestimmten anderen; manchmal haben wir ein »leichteres« Leben oder eben eines, in dem Kampf und Schmerz dominieren.

Aber wozu das alles? Warum müssen wir unbedingt auch die harten Seiten des Lebens kennenlernen? Warum können wir es nicht alle schön und leicht haben? Wozu all die Herausforderungen? Ich bin zu dem Schluss gekommen, dass die Nackenschläge, die uns das Leben versetzt, unserem Lernen und unserem persönlichen Wachstum dienen. All diese Schwierigkeiten, Schmerzen und Leiden müssen wir aus einem einzigen Grund durchstehen: um etwas zu lernen. Und über uns hinauszuwachsen – wenn auch auf die harte Tour. Was unsere persönliche Entwicklung fördert, ist die Art und Weise, wie wir mit Schwierigkeiten umgehen. Auf diese Weise lernen wir, auch wenn das manchmal durch Feuerproben geschieht. Weil wir nur durch unser Handeln klüger werden, müssen wir manches am eigenen Leib erfahren, um die Lektion zu verinnerlichen. Das ist der »Grund« für die Reinkarnation, dafür, dass wir immer wieder in einem neuen Körper auf die Erde zurückkehren: weil wir uns weiterentwickeln und persönlich wachsen wollen.

Aber du weißt ja: Du selbst hast dich entschieden, hier zu sein, und du hast dir auch die besonderen Herausforderungen deines jetzigen Lebens ausgesucht.

Ich weiß, dass dieser Gedanke nicht leicht zu verdauen ist, vor allem wenn man sich gerade in einer besonders schwierigen Lebenssituation befindet. Aber unser Dasein unterliegt ja einer Art vorgeburtlichem Masterplan. Aus Berichten meiner Klienten habe ich gelernt, dass nach dem Tod ein Prozess einsetzt, der sich vielleicht am treffendsten als Lebensrückblick beschreiben lässt. Beim Übergang vom Körper in die geistige Form blicken wir auf das zu Ende gegangene Leben zurück, schauen auf die Erfahrungen, die wir gemacht haben, und überdenken die Entscheidungen, die wir getroffen haben. Wir sehen uns an, in welchen Situationen wir freundlich, liebenswürdig, sanft und hilfsbereit waren und in welchen wir uns besser hätten verhalten und liebevollere Entscheidungen treffen sollen.

Die Berichte der Menschen über diese Phase unmittelbar nach dem Tod stimmen in bemerkenswerter Weise überein. Auch geht aus ihnen hervor, dass der Prozess der Rückschau seine eigenen Gesetze hat und keineswegs dem Klischee des Jüngsten Gerichts entspricht, in dem wir für unsere Missetaten bloßgestellt und bestraft werden. Im Gegenteil, die Berichte zeugen von großer Anteilnahme. Am Ende des Tages bleibt es jedem selbst überlassen, wie er sein Leben sieht und was er besser machen zu können glaubt. Wir werfen einen Blick auf die Ziele, die wir uns gesetzt hatten, und schauen, ob und wie weit wir sie erreicht haben. Auf der Grundlage dessen, was wir noch lernen und erfahren müssen, entwerfen wir nach diesem Rückblick einen Plan für unser nächstes Leben, einschließlich der Herausforderungen, denen wir uns darin stellen wollen.

In diesem Prozess suchen wir oft den Rat unserer spirituellen Führer, die viel weiser sind und mehr Weitblick haben als wir. Wir entscheiden, wo wir geboren werden, wer unsere Eltern sein sollen, unter welchen Umständen und wo wir leben wollen. Außerdem wählen wir ebendie Kämpfe, die auf uns zu nehmen wir bereit sind. (Von unserer Wiedergeburt an verfügen wir allerdings über vollkommene Willensfreiheit, auch im Hinblick darauf, wie wir auf Härten und Konflikte reagieren; nichts davon ist in irgendeiner Weise vorherbestimmt. Der Umgang mit den Schwierigkeiten, mit denen wir konfrontiert werden, ist übrigens die große Prüfung in der Schule des Lebens, in die wir immer wieder eintreten müssen – in der Hoffnung, »versetzt« zu werden.)

Ich werde oft gefragt: »Wann ist das denn endlich vorbei? Wann habe ich genug gelernt und kann aufhören, mich zu reinkarnieren?« Um die Wahrheit zu sagen: Ich glaube nicht, dass es jemals zu Ende geht. Alles in der Natur besteht aus unaufhörlichen Zyklen von Leben, Tod und Wiedergeburt. Und wir Menschen sind ja auch nur ein Teil der Natur. Warum sollte es also bei uns anders sein? Egal, was wir lernen, wie wir wachsen und uns entwickeln: Es gibt immer noch mehr zu lernen und viele Möglichkeiten, uns zu besseren, weiseren und liebevolleren Lebewesen zu entwickeln.

KLEINER HINWEIS
Was sind eigentlich Spirit Guides?

Wir alle haben Spirit Guides – also geistige Führer: nicht inkarnierte, rein geistige Wesen – an unserer Seite, und zwar jederzeit.

Sie wissen, was in unserem Leben geschieht, sie lieben uns und sorgen für uns. Sie verhelfen uns zu Einsichten, Informationen und zeigen uns den Weg, wenn wir darauf angewiesen sind.

Die Spirit Guides sind oft die Urheber von Koinzidenzen und Synchronizitäten, jenen sinnvollen scheinbaren »Zufällen«. Sie können uns helfen, einen Seelenverwandten zu finden und schwierige Zeiten zu überstehen.

Manche unserer Geistführer sind verstorbene Verwandte: Eltern, Groß- oder Urgroßeltern, Tanten, Onkel und Geschwister. Es können aber auch Freunde, Freundinnen und überhaupt Leute sein, die wir einmal gekannt, geliebt und mit denen wir uns verbunden gefühlt haben.

Auch Menschen, mit denen wir in einem früheren Leben zu tun hatten, die aber jetzt auf der anderen Seite sind, können unsere Spirit Guides sein. Genauso wie Lehrer, Mentoren und weise Wesen, die eine höhere Erkenntnis- und Entwicklungsstufe erreicht haben als wir und die uns mit ihrem Wissen und Verständnis zur Seite stehen. Diese Art von Spirit Guides bezeichnen manche auch als »Engel«, »Erzengel«, »aufgestiegene Meister« oder »Master-Spirits«.

Aber sie können uns alle an die Hand nehmen, ob wir sie nun in diesem Leben gekannt haben oder nicht.

Ich habe einmal mit einer Frau gearbeitet, die eine sehr schwierige, von Missbrauch geprägte Kindheit hatte. Ihre beiden Elternteile waren emotional kaum in der Lage, das Mädchen großzuziehen, und außerdem drogensüchtig. Der Vater neigte zu Gewalt – einmal brach er ihr sogar mehrere Knochen. Daraufhin wurde sie von den Child Services in eine Pflegefamilie gegeben, wo sie allerdings vom Regen in die Traufe kam, was Vernachlässigung und Missbrauch betraf.

Nach einem heftigen Wiedererleben ihrer Vergangenheit traf sie sich mit ihren Spirit Guides. In der Interaktion mit den Geistführern erkannte sie, dass es gerade die schmerzhafte Erfahrung mit ihren Eltern war, die sie dazu gebracht hatte, ihren eigenen Kindern jetzt freundlich, liebevoll und zugewandt zu begegnen. (Damit soll das emotional unreife und übergriffige Verhalten solcher Eltern weder bagatellisiert noch gerechtfertigt werden. Die Verantwortung bleibt immer bei ihnen.) Der Sieg war ihrer: Indem sie es schaffte, ihre früheren traumatischen Lebensumstände dank ihrer seelischen Widerstandskraft, ihrer Resilienz, hinter sich zu lassen, wurde sie genau zu dem Menschen und der vorbildlichen Mutter, die sie heute ist.

DENKANSTOSS
Was sind deine größten Herausforderungen?

Nimm dir einen Moment Zeit, um über dein bisheriges Leben nachzudenken:
- Was sind die schwierigsten Dinge, mit denen du dich auseinandersetzen musstest?

- Wie gehst du damit um?
- Welche Lektionen hast du aus diesen Herausforderungen gelernt?

Wenn ich sage, dass wir auch die schwierigen Zeiten, die wir durchleben, selbst gewählt haben, dann meine ich damit nicht, dass wir uns einfach damit abfinden oder alles gutheißen sollten. Doch jeder Lebensweg ist einzigartig, und es steht uns in der Regel nicht zu, die Entscheidungen zu beurteilen, die andere auf dieser Ebene oder einer anderen getroffen haben. Im Zweifelsfall sollten wir immer auch Mitgefühl und Liebe für die anderen aufbringen, denn schließlich kämpfen sie genauso mit dem Leben wie wir.

Unsere schlimmsten Lebensereignisse können sich zu echten Traumata entwickeln, die uns jahrelang oder sogar ein ganzes Leben lang verfolgen. Die Symptome treten womöglich erst sehr viel später auf, dann aber bleiben sie und beeinträchtigen Körper, Geist und Seele. Ein Trauma kann das bisherige Weltbild erschüttern und das Sicherheitsgefühl rauben.

Zu den Symptomen einer posttraumatischen Belastungsstörung (PTBS) gehören Angst, quälende Gedanken und Bilder, Flashbacks, Albträume und Schlafstörungen sowie Panikattacken, extreme Wachsamkeit, Depressionen, Gefühllosigkeit und Fluchtverhalten wie Alkohol- oder Drogenmissbrauch.

Ein Trauma und seine bleibenden Folgen müssen ernst genommen werden, nicht nur für das eigene Leben, sondern auch für das Leben anderer. Wenn dir das eine oder andere Symptom aus der Aufzählung vertraut vorkommt, nimm dir Zeit. Mach dir klar, was du erlebt hast, und gib dir Raum und Zeit, es zu verarbeiten. Such dir auch Hilfe bei einer Fachperson, die dich auf dem oft schmerzhaften und mühsamen Weg der Genesung begleitet.

Ein Trauma ereignete sich vielleicht in der Gegenwart, Symptome einer derart schweren Belastung können aber auch schon aus einem früheren Leben stammen. Vor einigen Jahren hatte ich eine Klientin, bei der ihr Therapeut eine PTBS diagnostiziert hatte. Sie litt unter Panikattacken und Ängsten, die manchmal so stark waren, dass sie sich nicht in der Lage sah, das Haus zu verlassen. Das hatte natürlich erhebliche Auswirkungen auf ihre Lebensqualität. Doch was die Frau am meisten beunruhigte, war die Tatsache, dass sie sich beim besten Willen nicht an ein bestimmtes Erlebnis erinnern konnte, das sie so stark beeinträchtigt haben könnte.

Da sich die Angstvorstellungen meiner Klientin meist um ihre beiden kleinen Kinder drehten, vermutete der Therapeut, ihre PTBS sei möglicherweise auf eine schwierige oder traumatische Geburt eines der beiden Kinder zurückzuführen, die sie verdrängt habe. Da aber bei keiner der Entbindungen etwas Besonderes vorgefallen war, konnte die Frau dies ausschließen, sodass die Ursache ihrer Belastungsstörung ungeklärt blieb und eine baldige Heilung nicht in Sicht war. An ihrer starken emotionalen Reaktion konnte jedoch kein Zweifel bestehen.

In einer unserer Sitzungen hatte sie ein sehr plastisches Erlebnis. Der Schauplatz war Frankreich im 18. Jahrhundert. Meine Klientin war eine Mutter, der ihre Kinder gewaltsam entrissen wurden. Schnell realisierte sie, dass die Ursache ihrer PTBS in jenem Leben lag und nicht in ihrem jetzigen.

Der Therapeut hatte also nicht ganz unrecht, denn tatsächlich hatten die Geburten das Trauma aus dem Unbewussten hervorgeholt. Und nachdem sie den Ursprung ihrer Angst, die Kinder zu verlieren, erkannt hatte, verschwanden die Symptome der PTBS vollständig.

Eine andere Frau, mit der ich einmal gearbeitet habe, zeigte Anzeichen von sexuellem Missbrauch. Sie konnte sich nicht daran erinnern, was mit ihr geschehen war, aber die meisten Missbrauchsopfer verdrängen aus Selbstschutz das Verbrechen, das an ihnen begangen wurde. Die Therapeutin hielt es für möglich, dass der Missbrauch bereits in der Kindheit stattgefunden hatte. Und als meine Klientin versuchte, diesem entsetzlichen Verdacht auf den Grund zu gehen, wäre um ein Haar ihre ganze Familie zerbrochen.

In einer Sitzung bei mir fand sie dann heraus, dass sie tatsächlich sexuell missbraucht worden war – allerdings in einem früheren Leben. Dieses Beispiel zeigt, warum es so wichtig ist, den Opfern zu glauben und ihre Gefühle ernst zu nehmen. Denn das Unbewusste gleicht einem tiefen Ozean, in dem Erinnerungen nicht nur aus diesem, sondern auch aus früheren Leben treiben.

Traumata aus der fernen Vergangenheit können ebenso belastend und emotional aufwühlend sein wie Dinge, die in diesem Leben geschehen sind. Manchmal kann beides zusammen auftreten, und ein gegenwärtiges Trauma überlagert womöglich eines aus einem früheren Leben.

Aber trotz aller Traumata, die wir erleben, sind wir Menschen doch enorm stark und resilient. Jedenfalls ist mir im Laufe der Jahre klar geworden, wie viel Leid manche von uns erfahren und wie gut sie damit zurechtkommen – dass sie Erfolg haben und auf bemerkenswert starke und sinnvolle Weise weiterleben können.

Wenn man auf sein bisheriges Leben zurückblickt und auf bestimmte Ereignisse, die sich darin abgespielt haben, dann fällt einem vielleicht als Erstes die Heftigkeit der Erlebnisse auf. Und man muss ja nicht Geschichte studiert haben, um zu wissen, was die Menschen im Laufe der Jahrtausende alles zu erleiden hatten. Deshalb haben wir vermutlich alle schon irgendwann einmal

Kriege, Seuchen, Versklavung, Folter, Mord, Verfolgung, Betrug, Lebensmittelknappheit, Überschwemmungen und/oder Hungersnöte erlebt.

Wenn du erkennst, dass du schon einmal vor extremen Herausforderungen gestanden und sie erfolgreich bewältigt hast, kannst du auch deinen heutigen Umgang mit Widrigkeiten neu gestalten. Denn schließlich bist du bereits kampferprobt. Vor dem Hintergrund all dessen, was du schon überlebt hast, und der Weisheit, die du dir hart erarbeitet hast, kannst du dich stark und mächtig fühlen.

Vielleicht hast du deine Arbeit verloren und weißt nicht, wie du deine Hypothek abbezahlen, deine Rechnungen begleichen und die Familie durchbringen sollst. Auch ist dir bewusst, dass du in einem früheren Leben obdachlos warst, in extremer Armut gelebt hast und letztlich verhungert bist, weil es keine Unterstützung gab und sich in der Nähe des kleinen Dorfes, in dem du wohntest, keine neue Arbeit finden ließ. Unter den gegebenen Umständen hast du dein Bestes gegeben, angesichts all dieser Missstände aber konntest du einfach nicht überleben.

Aber die Weisheiten und Erkenntnisse, die du in jenem Leben gewonnen hast, hast du in deine jetzige Existenz hinübergerettet. Genauso wie die Gewissheit, schon einmal in einer ähnlichen Situation gewesen zu sein. Und in der Zwischenzeit hat sich ja auch vieles zum Besseren gewendet. Heute ist man meist gut ausgebildet und viel eher in der Lage, der Arbeit wegen umzuziehen. Außerdem gibt es heute sehr viel mehr Möglichkeiten, beruflich tätig zu sein.

Du siehst also, dass der Verlust deines Arbeitsplatzes zwar stressig war, du aber mit ziemlicher Sicherheit über kurz oder lang einen neuen findest. Und im Moment hast du ja zum Glück auch noch ein Dach über dem Kopf. Aus deinen früheren Leben nimmst du vielleicht die Erkenntnis mit, dass du schon einmal in einer viel schwierigeren Situation warst, und kannst dich deshalb auf die Chancen konzentrieren, die dir dein jetziges Leben bietet.

Man sagt ja immer: »Was uns nicht umbringt, macht uns stark.« Aber manches *hat* dich schon umgebracht. In dem einen oder anderen Leben bist du an der Härte der Realität gescheitert und gestorben. Aber heute kannst du von deinen damaligen Erfahrungen profitieren. Und so machen sie dich stärker.

GRABE TIEFER

Nimm dir ein paar Minuten Zeit, um dir einige der Dinge aufzuschreiben, unter denen du in der Vergangenheit gelitten hast. (Lass dich aber nicht zu sehr auf die einzelnen Punkte ein.)

Das kann alles sein, was dir in den Sinn kommt, von Kleinigkeiten bis hin zu ganz großen Dingen.

Schreib zunächst alles auf, was dir einfällt, ohne es zu analysieren oder zu bewerten.

Wie lang deine Liste auch sein mag, wenn sie fertig ist, denk einen Moment darüber nach, wer du vor dem Ereignis warst, das dein Leiden ausgelöst hat. Notier dir die ersten zwei oder drei Wörter, die dir einfallen, um die Version deiner selbst zu beschreiben, die du damals warst.

Dann denk an die Person, die du nach diesem Ereignis geworden bist, die Person nach dem Leiden.

Notiere einige Begriffe, die den Menschen beschreiben, der diese schwierige oder schmerzhafte Situation hinter sich gelassen hat. Was fällt dir auf? Wie hast du dich verändert?

Wir haben schon kurz über die Ungerechtigkeit gesprochen, dass manche Menschen so viel mehr leiden müssen als andere. Wir haben auch die Frage gestreift, warum »guten« Menschen schlimme Dinge zustoßen. Beides hat mit der Vorstellung von Karma zu tun. Darunter verstehen wir die Ansicht, dass unsere Handlungen – die guten wie die schlechten – die Bedingungen unserer Reinkarnation bestimmen. Das heißt, wenn du in diesem Leben nicht gut bist, wirst du im nächsten Leben dafür bestraft, indem du mehr Schmerz und mehr Konflikte erlebst, als es sonst der Fall wäre. Ich habe jedoch herausgefunden, dass dieses Verständnis nicht ganz der Realität entspricht. In Wirklichkeit ist der Prozess viel komplexer.

Das Sanskritwort *kárman* bedeutet »Tat, Werk«, aber auch »Schicksal« und impliziert, dass wir die Energie unseres Lebens und unserer Entscheidungen steuern können. Karma ist nichts, was wir »haben«, sondern das direkte Ergebnis unserer Handlungen (Taten). Vielleicht hast du schon einmal von »gutem« und »schlechtem« Karma gehört. Gemeint ist damit: Freundliches, großzügiges Handeln führt zu »gutem« Karma und wird im nächsten Leben belohnt; »schlechtes« Karma dagegen fürchten wir, weil es Bestrafung androht.

Viele meiner Klientinnen haben Angst, sie könnten sich in einem früheren Leben als »entsetzliches Ekelpaket« erwiesen haben. Die Angst, sich selbst oder das, was man tut, nicht zu mögen, führt leider oft dazu, dass man sich nicht hundertprozentig auf den Prozess der Rückführung einlässt. Klienten, bei denen dieses Problem besteht, versuche ich zu erklären, dass wir alle Fehler machen. Denn wir dürfen nie vergessen, dass unsere gesamten Erdenleben dafür da sind, zu lernen und uns weiterzuentwickeln.

Karma hat nichts mit Bestrafung zu tun. Ich bin zwar fest davon überzeugt, dass alles Gute, was man tut, auf einen zurückkommt, wie es in einer Sentenz heißt. Denn damit ist ja nichts anderes gemeint, als dass liebenswerte, freundliche Menschen dank ihrer positiven Ausstrahlung bestimmte Vorteile und Chancen erhalten. Trotzdem müssen viele dieser guten Menschen schwere Zeiten durchmachen, während viele egoistische, gemeine, engstirnige Zeitgenossen durchaus ein schönes Leben zu haben scheinen. Wir sollten also niemanden nach seinem vermeintlichen Karma beurteilen.

Viele von uns, die große Herausforderungen erfolgreich gemeistert haben, wirken danach glücklicher, lebensklüger als zuvor und verfügen über eine außergewöhnliche Charakterstärke. Sie können nicht nur spirituell, sondern auch in ihrer seelischen Entwicklung einen großen Schritt nach vorn machen. Im Gegensatz dazu entsteht Leid oft aus der Art und Weise, wie wir mit Herausforderungen umgehen. Vielleicht ist gerade dein geliebtes Haustier nach langer Krankheit gestorben. Natürlich bist du am Boden zerstört. Aber du hast die Wahl: Entweder du konzentrierst dich auf die wunderbaren Erinnerungen, die du mit deinem Liebling verbindest, oder du vergräbst dich in deinem Kummer. Ein anderes Beispiel: Du hast eine erschreckende ärztliche Diagnose erhalten. Deine Gesundheit ist in Gefahr. Vielleicht sogar dein Leben. Gibst du jetzt auf, wirst wütend, depressiv und ziehst dich zurück, weil das alles so ungerecht ist ... oder befolgst du die Anweisungen deiner Ärztin oder deines Arztes bis ins kleinste Detail, führst darüber hinaus eigene Recherchen durch, wie du etwa durch eine Ernährungsumstellung das dir innewohnende Heilungspotenzial maximieren kannst, und gehst die Herausforderung mit einer rundum positiven Einstellung an?

Du hast immer eine Wahl. Zwar kannst du dir die Steine, die dir das Leben vor die Füße wirft, in der Regel nicht aussuchen. Aber es liegt immer an dir, wie du darauf reagierst. Konflikte sind unvermeidlich und lassen sich nicht umgehen. Aber wie sie sich auf dich auswirken, liegt ganz in deiner Hand.

Glaub mir, ich nehme deine persönlichen Katastrophen bestimmt nicht auf die leichte Schulter. Und ich behaupte auch nicht, dass es ein Kinderspiel ist, deine Einstellung dazu zu ändern. Ich selbst musste den Tod naher Angehöriger verkraften, habe eine Scheidung durchgemacht, war in großen finanziellen Schwierigkeiten und weiß leider nur zu gut, wie sich Kummer anfühlt. Ich habe genauso gelitten wie alle anderen. Nur wenige von uns sind in der Lage, ihr Leiden durch die Erkenntnis zu lindern, dass sie alle Schwierigkeiten, vor die das Leben sie stellt, vor ihrer Geburt selbst gewählt haben. Oft können wir erst nach mehreren Besuchen auf der Erde das größere Bild erkennen und akzeptieren, dass jedes Leiden selbst gewählt ist, auch in den dunkelsten Momenten.

Hätten wir das alles schon gemeistert, wären wir nicht hier, um die Schulbank des Lebens zu drücken. Wenn wir uns umsehen, fällt uns vielleicht auf, dass einige unserer Mitmenschen schon weiter sind als wir. Manche haben bereits viele, viele Inkarnationen hinter sich, sind schon etliche Male am Leben gewesen und mit zunehmender Erfahrung immer klüger geworden. Du kennst vielleicht den Ausdruck »alte Seele«, aber ich glaube nicht, dass Alter eine Garantie für Weisheit ist. Ich ziehe es vor, Menschen als »entwickelte Seelen« zu bezeichnen, die schon viele Male hier gewesen sind, die viel über das Leben gelernt haben, die wissen, wie man es am besten lebt, und die sich bemühen, ihr Wachstumspotenzial zu maximieren.

Dein Leiden definiert dich nicht. Wenn du auf deine bisherigen Leben zurückblickst, kannst du dich von all dem inspirieren lassen, was du bereits durchgestanden hast. Diese Perspektive lässt die Herausforderungen, vor denen du stehst, nicht verschwinden. Aber sobald du erkennst, dass dein Leiden einen Sinn hat und deine Seele genau diesen Lebensweg gewählt hat, brauchst du dich nicht mehr durch dein Leiden definieren zu lassen. Auch der Konflikt von heute geht vorüber; du hast schon viele ausgefochten und zu deinen Gunsten entschieden – an den unterschiedlichsten Orten und zu den unterschiedlichsten Zeiten.

TAGEBUCHEINTRAG

Nimm jetzt wieder dein Tagebuch zur Hand, und wähle eine bestimmte Herausforderung, der du dich stellen möchtest. Das kann ein Problem sein, mit dem du dich gerade beschäftigst, oder etwas, was dich in der Vergangenheit beschäftigt hat.

Denk nicht zu viel darüber nach, sondern nimm den ersten Konflikt, der dir einfällt. Dann frag dich:

- Was hat diese Situation so schwierig gemacht? Und welche Gefühle hat sie bei dir ausgelöst?
- Wie bist du damit umgegangen? Wie ist es gelaufen?
- Wie hast du das Problem gelöst oder zu lösen versucht?

Entscheide dich für eine Zahl zwischen 1 und 10 000, und wähle die erste, die dir einfällt. Diese Zahl bestimmt nun darüber, in welchem Jahr du dich befindest.

Jede Zahl kann sich entweder auf ein Jahr vor unserer Zeitrechnung oder auf ein Jahr nach Christi Geburt beziehen. Hast du dich etwa für die 500 entschieden, kann damit entweder eine Zeit vor zirka 1500 oder 2500 Jahren gemeint sein. Finde dich dann wirklich in dieser Zeit ein:

- Was weißt du über die Welt von damals?
- Wie sah der Alltag seinerzeit aus?

Stell dir dann vor, du stündest vor genau der Herausforderung, für die du dich anfangs entschieden hast, nur eben zur damaligen Zeit:

- Was wäre dabei anders als heute? Was würde sich ändern?
- Inwiefern wird die Beurteilung deines Problems durch die Zeit beeinflusst, in der du dich befindest?
- Welche Aspekte deines Problems sind universeller Natur und wären in jedem Zeitalter gleich?

ACHT

DU BIST NICHT DEINE »GESCHICHTE«

Vor einigen Jahren reiste ich nach Taos, New Mexico, um eine Medizinfrau der Cherokee Nation zu treffen. Ich hatte einige harte Jahre hinter mir – war nach meiner Scheidung alleinerziehende Mutter zweier Kleinkinder geworden, von einem Ende des Landes zum anderen gezogen und hatte den Tod meiner geliebten Großmutter zu beklagen. Von der Medizinfrau wollte ich etwas lernen, aber ich versprach mir auch Heilung von ihr.

Ich kann nicht mehr genau sagen, wie ich sie mir vorgestellt hatte, aber es gab sicher ein paar esoterische Klischees in meinem Bild von ihr. Da sie aber »spirituell« war, hielt ich sie wohl für eine warme, liebenswürdige Frau, die mich herzlich empfangen und sanft in den Arm nehmen würde. Doch als sich die Tür öffnete, trat mir ein barsch wirkendes Wesen mit rabenschwarzen, stechenden Augen entgegen und deutete wortlos auf einen Stuhl. Ich setzte mich.

Ohne auf mein Unbehagen über das Fehlen jeglicher Freundlichkeit zu achten, musterte mich die Medizinfrau konzentriert und fragte dann: »Warum bist du hier?«

Ich fing an, meine Leidensgeschichte zu erzählen – wer ich war, welcher Kummer mich plagte, all die traumatischen Erlebnisse der letzten Jahre.

Kaum wollte ich zum nächsten Satz ansetzen, stand sie auf und wedelte ungeduldig mit der Hand vor meinem Gesicht herum: »Deine Geschichte ist echt langweilig«, sagte sie. »Und du glaubst wohl auch, du bist die Einzige mit einer Geschichte?« Mir klappte die Kinnlade herunter. Und während ich so dasaß, perplex und völlig von den Socken, sagte sie: »Diese Geschichte wird dich so lange verfolgen, wie du nicht aufhörst, sie zu erzählen.«

Ich merkte schnell, dass sie recht hatte. Meine Geschichte war wirklich sterbenslangweilig. Und indem ich sie immer wieder erzählte, zementierte ich sie mehr und mehr und arbeitete unbewusst daran, das ganze Elend Wirklichkeit werden zu lassen. Denn meine Geschichte verfolgte mich nicht mehr nur – ich hatte längst begonnen, mich mit ihr zu identifizieren. Und solange ich sie erzählte, würde ich sie nicht loswerden.

Im Laufe der Zeit konnte ich viel von dieser weisen Medizinfrau lernen, und im Gegensatz zu meinem ersten Eindruck war sie in Wirklichkeit eine außergewöhnlich sanfte, freundliche und liebenswerte Person. Auch ihr hatte ich eine Geschichte gegeben – eine Vorstellung davon, wer sie sein könnte –, statt zu erkennen, wie sie wirklich war.

Die Geschichten, die wir über uns selbst und andere erzählen, haben Macht, weil sie nicht aufhören, sich zu manifestieren und zu bewahrheiten, solange wir sie weitererzählen. Und unsere Lebensumstände passen sich entsprechend an – je nachdem, welches Narrativ gerade im Umlauf ist.

Die Geschichten, die wir über uns und andere erzählen, basieren nicht auf Fakten, sondern sind geprägt von unserer Einstellung, unseren Vorurteilen und vorgefassten Meinungen. Unsere persönliche Story ist das Ergebnis oft tief in uns verwurzelter Annahmen über uns selbst und über das, was wir wollen, brauchen und verdienen *sollten*.

Wir alle haben Geschichten zu erzählen. Und in den Erzählungen, die wir zum Besten geben, drücken wir unsere Identität aus und zeigen uns. Vielleicht sind es aber auch unbewusste Antworten oder Masken, die wir tragen.

Was alles zu unserer Geschichte gehört? Nun, unser Name, unser Aussehen, unsere Herkunft, unser sozialer Status, unser Beruf und unsere familiäre und/oder gesellschaftliche Rolle, die wir innehaben. Natürlich wollen wir uns so präsentieren, dass wir möglichst einzigartig und interessant erscheinen. Und es gehört zur menschlichen Natur, dass wir uns selbst und andere kategorisieren, um zu wissen, welchen Platz wir im sozialen Gefüge einnehmen.

Indem wir unsere Geschichten erzählen, verbinden wir Menschen uns miteinander: Wir teilen uns gegenseitig mit, wie wir uns in der Welt positionieren. Und es hilft uns allen, die Informationen, die wir von anderen erhalten, zu verstehen und sinnvoll zu verarbeiten.

DENKANSTOSS
Wie lautet deine Geschichte?

Wie ist deine Story? Und wie erzählst du sie? Nimm dir einen Moment Zeit, um über die Geschichten nachzudenken, die du über dich erzählst. Was sprichst du an, und was lässt du lieber aus?

Was antwortest du, wenn dich jemand fragt: »Wer bist du?« Vielleicht nennst du deinen Namen und fügst ein paar äußerliche

Merkmale hinzu, zum Beispiel: groß, klein, dünn, vollschlank, lockig, schütteres Haar, blaue Augen, brünett und so weiter. Vielleicht nennst du auch den einen oder anderen Charakterzug, der dich ausmacht, zum Beispiel lustig, clever, schüchtern, direkt. Oder du antwortest mit deinem Beruf und deinen Familienverhältnissen: Anwältin, Lehrer, Mutter dreier Kinder, Mechanikerin, Schwager, Ehemann oder Köchin. All diese Informationen sind Teil deiner – und aller – (Lebens-)Geschichte.

Manchmal hängen wir so sehr an ihr, dass sie zum harten Kern unserer Identität wird, und geben auf die Frage »Wer bist du?« Auskunft über unseren aktuellen Wohnort, unseren Beruf, unseren Familienstand oder andere Lebensumstände. Das sind alles Geschichten.

Manche unserer Geschichten handeln von positiven Ereignissen, von Triumphen, Erfolgen, Errungenschaften und besonderen Gelegenheiten. Beispiele: »Ich bin die, die das Rennen gewonnen hat«, »Ich habe kürzlich geheiratet« oder »Ich wurde zum Medizinstudium zugelassen«. Manchmal erzählen wir aber auch von all dem Negativen, das uns widerfahren ist, etwa Krankheit, Scheidung, Verlust eines geliebten Menschen, Misserfolg.

Aber vergiss nicht: Du hast schon viele Leben gelebt, und zu jedem hattest du damals eine Geschichte. Diese Storys waren zu ihrer Zeit wahr, aber jetzt hast du wieder ein neues Leben – mit ganz eigenen Geschichten. Und sobald du die Wirklichkeit aus einer Perspektive betrachtest, die all die Menschen einschließt, die du bereits verkörpert hast, wirst du erkennen, dass du sehr viel mehr bist als deine aktuelle Geschichte.

GRABE TIEFER

Sei so gut und denk jetzt an deine Geschichte, die du dir selbst und anderen über dich mitteilst. Achte darauf, wie du dich fühlst, wenn du sie erzählst:

- Welche Rolle spielt diese Geschichte in deinem Leben?
- Änderst du sie je nachdem, wem du sie erzählst?
- Wenn ja, in welcher Hinsicht?

Man bleibt leicht in der Geschichte des Lebens hängen, das man gerade lebt. Schließlich dreht sie sich um deine alltägliche Realität und ist fest verankert in dem, wie du aussiehst, was du tust und was du erlebst. Und wer wärst du ohne diese Geschichte? Nur eins muss dir klar sein: Sie ist lediglich ein Stück von einem sehr viel größeren Kuchen. Denn in Wirklichkeit trägst du Tausende von Geschichten in dir, die viele Jahrhunderte umfassen und auf allen Kontinenten spielen.

Geschichte wird letztlich von der Gesellschaft geschrieben – aus der Perspektive der Eliten, der Privilegierten, der Herrschenden, der Sieger. Aber auch die Geschichten, die wir erzählen, dienen einem wichtigen Zweck. Die Kunst des Geschichtenerzählens ist nahezu so alt wie die Zeit selbst und ein bedeutendes Charakteristikum unserer Spezies und der Menschlichkeit, die uns auszeichnet. Mit dem Erzählen von Geschichten vermitteln wir Informationen auf eine Weise, die an das Mitgefühl unseres Gegenübers appelliert. Sie erleichtern die Verständigung zwischen Individuen und den Austausch über die verschiedenen Lebenswege, die wir gehen. Wir erzählen uns Geschichten, um uns ein Bild von der Welt und unserem Platz in ihr zu machen. Einige unserer Vorfahren sind für ihre prähistorischen Höhlenmalereien bekannt. Mit diesen Beschreibungen wichtiger Ereignisse oder Errungenschaften vermittelten sie praktisches Wissen und schufen eine Art kultureller Identität. Die daraus allmählich entstandenen mündlichen Überlieferungen wurden von Generation zu Generation weitergegeben. Mit der Zeit entwickelten sie sich zu Erzählungen, die in Gesprächen, Vorträgen, auf der Bühne, in schönen Handschriften oder in gedruckter Form lebendig gehalten wurden.

Jede Kultur der Welt hat eine Tradition des Geschichtenerzählens. Die Storys handeln von den Vorgängen in der Natur oder von unglaublichen Heldentaten der Ahnen. Mithilfe dieser Erzählungen können sich Gruppen von Menschen auf ihre besondere Größe besinnen. Sie dienen auch dazu, soziale Regeln aufzustellen und zu verdeutlichen, was von uns erwartet wird – individuell und kollektiv. Unsere Geschichten spiegeln unsere Werte wider.

Die mystischen Ereignisse, von denen unsere Märchen erzählen, werfen ein Licht auf unsere spirituellen Vorstellungen. Geschichten können uns daran erinnern, dass es in unserem Leben mehr gibt, als es den Anschein hat, und dass nichts unmöglich ist. Vor allem Mythen beschäftigen sich mit wichtigen Aspekten der Conditio humana, etwa mit Gut und Böse, mit der Frage, warum wir leiden müssen, mit den Bedingungen des Lebens und Sterbens, mit dem Leben nach dem Tod, mit Gott oder den Göttern. Sie sagen etwas aus über die Überzeugungen, Wertvorstellungen und Alltagserfahrungen bestimmter Zivilisationen oder Kulturen. Denken wir beispielsweise an die Glaubenssysteme im antiken Griechenland, bei den alten Römern, in Nordeuropa, bei den Wikingern oder im frühen Mesopotamien.

Indem wir erzählen, was war, bleiben wir auch in Kontakt mit unserer Vergangenheit und können aus ihr lernen. Solche Lehrepen sollten die Zuhörer ermahnen, die Fehler der Vergangenheit nicht zu wiederholen.

Manchmal werden Narrative auch manipulativ eingesetzt, als Macht- und als Herrschaftsinstrument, um Überzeugungen und Einstellungen der Bevölkerung zu beeinflussen. Dabei werden die Kraft des Erzählens und die dadurch erzeugte emotionale Bindung genutzt, um bestimmte Personen oder Personengruppen zu verunglimpfen, zu diffamieren. Ein typisches Beispiel dafür ist die Verfolgung sogenannter Hexen und die Dämonisierung von Heilerinnen, Wehmüttern (Hebammen) oder sonstigen »Andersdenkenden« im Mittelalter.

Ein anderes Beispiel ist die »Desinformationskampagne« über die angeblichen »Unglückstage«, bei denen ein Freitag auf den Dreizehnten eines Monats fällt. Diese Taktik wurde von der noch jungen christlichen Kirche eingesetzt, um die Macht des göttlichen Weiblichen in der zuvor heidnischen Gesellschaft zu untergraben und ein patriarchalisches Glaubenssystem zu etablieren, das die Macht der Kirche stärkte. Der Freitag steht in Verbindung mit Freyja, der nordischen Göttin der Liebe und Fruchtbarkeit. Die Zahl Dreizehn wiederum bezieht sich auf die Anzahl der jährlichen Menstruationszyklen der Frau nach dem Mondkalender (und nicht nach dem Sonnenkalender des patriarchalen Systems). Freitag der Dreizehnte galt als heiliger und glückverheißender Tag und war der Feier des göttlichen Weiblichen, der Erde, der Naturzyklen, der Sexualität, der Transformation, der Fruchtbarkeit und der Weiblichkeit gewidmet.

Nun aber kursierten Geschichten über Frauen, die diesen Feiertag begingen. Man beschuldigte sie, Hexen zu sein, und mancherorts wurden an Freitagen, die auf den Dreizehnten eines Monats fielen, sogar gezielt Hinrichtungen durchgeführt, um die Vorstellung zu festigen, dass von diesem Tag nichts Gutes zu erwarten sei. Und diese Geschichte war so mächtig, dass sie bis heute existiert. Aber so ist das mit Geschichten: Wenn sie oft genug wiederholt werden, akzeptiert man sie als Wahrheiten – egal, ob etwas dran ist oder nicht.

Biografien – Lebens*beschreibungen* – werden von Außenstehenden verfasst. Bei *Auto*biografien – Lebens*erinnerungen* – dagegen sind Protagonistin und Berichterstatterin ein und dieselbe Person. Letztere bieten idealerweise also einen authentischen Einblick in Herz und Geist des Menschen, der das Erzählte erlebt hat. Und obwohl Autobiografien, die zweifellos von den Einstellungen und Ansichten ihrer Verfasser geprägt sind, als weniger objektiv gelten denn Biografien, sind sie in der Regel emotionaler, lebendiger und nahbarer.

TAGEBUCHEINTRAG
Die Autobiografie deiner Seele

Eine Möglichkeit, deine Geschichte zu erzählen, ist, eine Autobiografie zu schreiben. Dabei handelt es sich um eine Version deiner Lebensgeschichte, die du – der du alles erlebt hast – selbst aufschreibst und erzählst.

Nimm dir also etwas Zeit, und denk dir eine Geschichte aus einem deiner bisherigen Leben aus. Sie kann real sein – also auf einer Erinnerung von dir beruhen – oder eine Fantasie, zu der du dich von einer bestimmten historischen Epoche hast inspirieren lassen.

Beschreibe vor allem die Details: wer du warst, welche Kleidung du getragen hast, was passiert ist und warum.

Vergiss auch nicht deine Empfindungen – was du gefühlt hast oder gefühlt haben könntest. Warst du traurig, glücklich, verärgert, leidenschaftlich oder vielleicht eher ängstlich, verschreckt? Wie war es damals in deinem früheren Leben?

Sobald du dich für all deine bisherigen Existenzen öffnest, wirst du erkennen, dass die Geschichte, die du die ganze Zeit über erzählst und mit der du dich inzwischen identifizierst, einfach nicht wahr ist. Zumindest ist sie nicht die ganze Wahrheit, denn sie beschreibt nur dein gegenwärtiges Leben.

Angenommen, du nennst den Ort, an dem du in deine jetzige Inkarnation hineingeboren wurdest. Dann sind alle anderen Orte, an denen du schon einmal geboren wurdest und lebtest, außen vor. Denn vielleicht bist du auch in Frankreich, Marokko, Bangladesch und Japan zur Welt gekommen. Die Aussage »Ich bin Lehrerin« klammert all die anderen Berufe und Rollen aus, die du in deinen vielen Leben schon gehabt hast. Und ohne diese Informationen ist deine Geschichte unvollständig. Andererseits wäre eine Geschichte, die all diese Details enthielte, auch sehr, sehr lang ...!

In unseren früheren Leben haben wir weite Reisen unternommen, Ozeane überquert, historische Wendepunkte miterlebt, in Kriegen gekämpft und sind in ihnen gestorben, wir haben Ehemänner und Ehefrauen gehabt, die wir geliebt und verloren haben, wir haben Kinder großgezogen, Freundschaften geschlossen und uns an verschiedenen Orten, in verschiedenen Ländern niedergelassen, wir haben immer wieder andere Beschäftigungen oder Berufe ausgeübt und vieles, vieles mehr.

Nicht wenige meiner Klienten haben die Geschichten und Erzählungen aus ihrem früheren Leben in den Korpus ihrer Erinnerungen integriert, auf den sie jederzeit zugreifen können. Und wenn du deine Geschichten aus früheren Leben wiedergefunden hast, können die entsprechenden Erinnerungen auch Teil *deines* Arbeitsspeichers, deiner »Gedächtnisbank« werden. Vielleicht hast du einmal in Italien gelebt und kannst dich heute noch genauso gut an die Landschaft und das Essen dort erinnern wie an den Urlaub im letzten Sommer. Oder es ist, als hättest du Fotoalben und Souvenirs von deinen Reisen mit deinen Lieben und könntest von den vielen Abenteuern erzählen, die du im Laufe der Jahrhunderte erlebt hast.

WERDE KREATIV

Stell dir vor, du wärest gerade Zeugin eines deiner bisherigen Leben geworden und träfest dich nun mit guten Freunden zum Essen.

Sie sind sehr neugierig auf deine Erlebnisse, und du kannst es kaum erwarten, ihnen alles zu erzählen: was du gemacht, gegessen und getrunken, wen du getroffen und was du gesehen hast.

Erstelle eine Präsentation, die du deinen Freundinnen und Freunden zeigen kannst. In welcher Form du das machst, bleibt dir überlassen. Es kann eine Diashow sein, eine Reihe von Zeichnungen, ein Video oder was dir sonst noch einfällt, um die Geschichte eines deiner bisherigen Leben zu erzählen.

Die Geschichte, die du erzählst, ist nicht identisch mit deiner Person. Deshalb kann sie auch kein festes Fundament für deine Identität bilden. Und weil deine Geschichte nicht in Stein gemeißelt ist, sondern sich im Laufe der Zeit und unabhängig von deinen verschiedenen Leben verändert, wäre der Versuch, dein Selbst(wert)gefühl aus ihr abzuleiten, wie das Vorhaben, ein Haus auf Treibsand zu bauen. Menschen ziehen in andere Städte, andere Länder, wechseln den Job oder gehen in Rente, heiraten, lassen sich scheiden. Und wenn man sich zu sehr an einen Teil seiner Identität klammert, läuft man Gefahr, den Boden unter den Füßen zu verlieren, sobald sich in diesem Bereich etwas für einen ändert.

Bevor du Kinder hattest, war deine Geschichte vielleicht die, dass du Teil eines jungen aufstrebenden Paars warst, das große Pläne hatte. Nachdem ihr Eltern geworden seid, brauchtet ihr eine neue Geschichte, die dieser großen Veränderung eurer Lebensumstände gerecht wurde. Und als die Kleinen erwachsen waren, das Haus verließen und ihr Großeltern wurdet, brauchtet ihr wieder eine andere Geschichte.

Deine Story verändert sich auch, wenn du deine Perspektive änderst. Je älter du wirst (oder je mehr Leben du lebst), desto mehr Erfahrungen sammelst du. Und das hilft dir, die Dinge von einem reiferen Standpunkt aus zu betrachten. Was dir früher wichtig erschien, ist im Lauf der Jahre vielleicht in den Hintergrund getreten. Angenommen, du solltest erzählen, wie es war, als du im Kindergarten gemobbt wurdest. Dann würde dein fünfjähriges Ich mit Sicherheit eine andere Version erzählen (»Die war gemein zu mir!«) als du mit dreißig. Einige Details wären zwar in beiden Geschichten gleich, aber die ältere hätte doch sicher eine etwas differenziertere Sicht auf die damaligen Ereignisse.

Dasselbe gilt für deine früheren Leben. Es wäre ungerecht, etwas, was du vor Tausenden von Jahren getan hast, mit deinem heutigen Wissen und deinen aktuellen Erfahrungen zu beurteilen. Denn wir wachsen mit der Zeit, entwickeln uns weiter und werden verständnisvoller. Und mit diesem größeren Verständnis haben wir auch einen anderen Zugang zu unserer Geschichte.

Wie eine meiner Klientinnen herausfand, war sie im 16. Jahrhundert ein wohlhabender venezianischer Kaufmann und Liebhaber. Sie sah auch seine Gattin: eine sanfte, freundliche Frau mit »traurigen Augen«, die sie an ihre Großmutter im heutigen Leben erinnerte.

Doch der Mann verbrachte seine Nächte in Bordellen, trank und vergnügte sich mit Dirnen. Er glaubte, ein Recht auf diesen dekadenten Lebensstil zu haben, ohne auch nur einen Gedanken an seine Frau zu verschwenden. Wie sich meine Klientin erinnerte, erkrankte er, höchstwahrscheinlich an Syphilis, und es stellte sich heraus, dass bei der Ehefrau die gleichen Symptome auftraten. Voller Selbstvorwürfe und Schuldgefühle, weil er sie so schlecht behandelt hatte, musste er hilflos mit ansehen, wie sie starb.

Im 21. Jahrhundert ärgerte sich meine Klientin sehr über sein damaliges Verhalten. Wie konnte er nur so ein Idiot sein und Frauen so schlecht behandeln – nicht nur die Ehefrau, sondern auch die Prostituierten, deren er sich nach Belieben bedient hatte?

Ich musste sie daran erinnern, dass dieser Mann aus ihrer fernen Vergangenheit stammte, eine frühere Version von ihr war, die offenkundig noch nicht viel gelernt hatte und relativ nah am Anfang ihrer Entwicklung stand. Heute ist sie eine Feministin, eine Kämpferin für die Rechte der Frau, die sich immer wieder gegen jede Form von Frauenfeindlichkeit ausspricht.

Darüber hinaus war sie eine loyale und liebevolle Partnerin in einer aufrichtigen, erfüllenden und einvernehmlich monogamen Beziehung. Von allen Verwandten, die sie hatte, stand ihr ihre Großmutter – die damals betrogene Ehefrau – am nächsten; die beiden hatten eine sehr tiefe und liebevolle Beziehung zueinander.

Ihr heutiges Leben spiegelt die Entwicklung wider, die sie in den letzten fünfhundert Jahren durchgemacht hat. Ich erklärte ihr, dass es wichtig sei, sich nicht für ihr früheres Verhalten zu verurteilen, sondern diese Erfahrung als einen Indikator dafür zu sehen, wie weit sie gekommen sei. Sie brauchte sich nicht mehr mit einer Geschichte zu quälen, in der sie sich als furchtbarer Mensch, miserabler Partner oder rücksichtsloser Schürzenjäger erwiesen hatte. Denn als die ältere, erfahrenere Seele von heute konnte sie die Geschichte ihres unreifen Selbst in die freundliche, aufmerksame Person integrieren, zu der sie sich inzwischen entwickelt hatte.

Auch du kannst so vorgehen. Weil in deinen früheren Leben Versionen von dir agiert haben, die es schon lange nicht mehr gibt, kannst du diese weit zurückliegenden Erfahrungen als deinen »inneren Kindergarten« betrachten. Wir lernen durch das, was wir tun. Um so weit zu kommen, musstest du also vorher sehr oft stolpern, fallen oder scheitern, bevor du es »richtig« gemacht hast.

Und das ist ja der ganze Sinn und Zweck der Reinkarnation: dass wir in unserer spirituellen Entwicklung vorankommen und aus einer Vielzahl von Erfahrungen klug werden. Das Wichtigste dabei ist, glaube ich, dass man am Ball bleibt und konsequent versucht, die bestmögliche Version seiner selbst zu werden. Und das jeden Tag. In jedem einzelnen Moment.

Versteh mich nicht falsch: In gewisser Weise ist deine Geschichte schon wahr. Was dir passiert ist, was du getan hast, wo du gewesen bist und wen du geliebt hast – all das sind Fakten deines Lebens. Aber wenn du in der Lage bist, die Vorhänge etwas weiter zu öffnen und zu sehen, wie viele andere Geschichten du in dir hast, dann verstehst du auch, dass du viel mehr bist als deine (aktuelle) Geschichte. Sobald du diese transzendieren kannst, hört sie auf, dich einzuengen.

So hat es mir die Medizinfrau erklärt: In dem Moment, da wir merken, dass wir die Kontrolle über die Geschichte haben, die wir erzählen, dass wir die Details variieren und sogar ihren Ausgang verändern können, wird sie altmodisch, schal und völlig überholt. Aber eine Geschichte, die dir nichts bringt, brauchst du eigentlich gar nicht mitzuteilen. Und sobald du aufhörst, sie zu erzählen, hört sie auch auf, dich zu verfolgen. Du kannst deine Geschichte loswerden. Und weil du nicht mehr von ihr eingeengt wirst, hindert dich nichts daran, eine neue zu schreiben. Der Prozess der Ablösung von deiner Story und die Erkenntnis, dass du sehr viel mehr bist als das Klein-Klein dieses Lebens, haben eine enorme Durchschlagskraft. Du kannst deine Geschichte jederzeit ändern oder neu schreiben. Schließlich bist du ja die Autorin, der Autor.

Ich habe einmal mit einem Mann gearbeitet, der Jurist werden wollte, aber immer wieder durchs Examen fiel. Er war so niedergeschlagen, dass er seinen Traum aufgeben wollte. Doch dann erinnerte er sich an ein früheres Leben, in dem er Staatsanwalt war. Und weil er es fälschlicherweise unterlassen hatte, einen des Mordes Verdächtigten anzuklagen, war es zu einem tragischen Fehlurteil gekommen.

Mein Klient, der sich in dieser Geschichte sofort wiedererkannte, zog daraus den Schluss, dass er als Jurist ein totaler Versager sei und der mit diesem Beruf verbundenen Verantwortung nicht gerecht werden könne. Als er jedoch erkannte, dass er eine uralte Geschichte in die Gegenwart mitgenommen hatte, die sich so destruktiv auf seine jetzige Situation auswirkte, zog er die richtigen Konsequenzen.

Er beschloss, sich noch einmal auf den Hosenboden zu setzen und erneut zum Examen anzutreten. Diesmal bestand er, arbeitete bald als Rechtsanwalt und erfüllte sich damit seinen Lebenstraum. Seine alte Geschichte half ihm nicht mehr weiter, und er wollte sich auch nicht mehr damit belasten. Also änderte er sie so, dass sie seinem Selbstbild und seiner beruflichen Entwicklung besser entsprach.

Sobald du nicht mehr mit deiner Geschichte übereinstimmst, kannst du sie jederzeit nach deinen Wünschen umschreiben und eine neue Geschichte erschaffen, die die Person widerspiegelt, die du sein möchtest. Das Wissen um deine früheren Leben kann dir helfen, zu erkennen, dass ein großer Teil deiner Geschichte noch nicht geschrieben ist und dass du selbst entscheiden kannst, wie sie weitergeht.

Und wer weiß, wie sie endet. Denn das entscheidest ganz allein du.

DEINE GESCHICHTE – NEU GESCHRIEBEN
Erzähl sie jetzt!

Nimm dein Tagebuch zur Hand, und stell dir vor, du steckst im Aufzug mit einer Person, die du nie zuvor getroffen hast. Gerade hat sich der Unbekannte nach deiner Geschichte erkundigt. Was erzählst du ihm?

Schreib ungefiltert alles auf, was dir in den Sinn kommt. Denk nicht groß darüber nach. Du brauchst nichts zu beschönigen oder redaktionell zu bearbeiten. Schreib einfach alles auf, was du dieser fremden Person sagen würdest, mindestens drei oder vier Sätze:

- Wer bist du?
- Was hast du erlebt?
- Welche Rollen spielst du?
- Was arbeitest du, oder welcher Lebensaufgabe, welchem höheren Zweck fühlst du dich verpflichtet?

Beschreibe so viele positive und negative Details, wie du willst.

Lies dir dann deine Geschichte laut vor. Und stell dir vor, du bist der Fremde, der die Geschichte hört:

- Was hältst du von ihr?
- Findest du die Geschichte gut oder schlecht?
- Bildest du dir ein Urteil über die fremde Person, die dir gerade ihre Geschichte anvertraut hat, oder stellst du Vermutungen über sie an?

Dann frag dich selbst:

- Wer bist du ohne diese Geschichte?
- Welche Aspekte dieser Geschichte brauchen nicht der Wahrheit zu entsprechen?
- Was versuchst du dir mit dieser Geschichte einzureden?

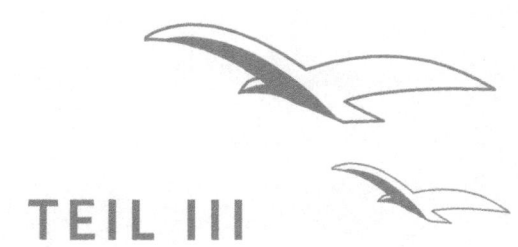

TEIL III

ERSCHAFFE DIR DEINE ZUKUNFT

NEUN

DIE ZYKLEN VON GEBURT UND TOD

Das Einzige, worauf wir uns alle verlassen können, ist, dass wir eines Tages sterben werden. Wir wissen, unser jetziges Leben wird zu Ende und unsere leibliche Hülle den Weg allen Fleisches gehen. Aber der Tod und alles, was danach kommt, sind für die meisten von uns unbekannte Größen. Und solche Dinge, die wir nicht kennen, machen uns in der Regel zumindest ein wenig Angst.

Keiner von uns entkommt dem Tod. Unsere Liebsten sterben, vielleicht unter tragischen Umständen oder völlig unerwartet. Andere müssen wir langsam dahinsiechen sehen, während ihr Körper einer Krankheit oder dem Alter erliegt. Der Tod ist unausweichlich, und deshalb denken wir alle darüber nach.

Alles stirbt, aber das Wann, Wo und Wie ist vorher unbekannt. Wir können nur sicher sein, *dass* der Moment kommt. Das Wann und Wie entzieht sich meist unserer Kontrolle. Und das macht die Angelegenheit nur noch geheimnisvoller und angstbesetzter.

Und was geschieht nach dem Tod?

Diese Frage hat schon unsere frühesten Vorfahren beschäftigt. Und vieles deutet darauf hin, dass die ersten Menschen an ein Leben nach dem Tod glaubten, sogar an die Reinkarnation. Sie waren eng mit der Natur verbunden und betrachteten den unaufhörlichen Kreislauf von Leben, Tod und Wiedergeburt in ihrer Umgebung auch als Teil ihres eigenen Seins.

Unsere Vorfahren beobachteten, wie die Sonne am Abend verschwand und am Morgen wieder erschien. Ihnen entging nicht, dass sich die Blätter der Bäume verfärbten und abfielen, wenn es kühler wurde und der Sommer sich in den Herbst verabschiedete. Und obwohl die Bäume den ganzen Winter über tot und leblos ausgesehen hatten, trieben sie im Frühling wieder aus und bekamen frische Blätter. Weil den Menschen bewusst war, dass alles Lebendige zur Natur gehört, nahmen sie vernünftigerweise an, dass auch sie selbst Teil dieses unaufhörlichen Kreislaufs waren.

Archäologische Funde, die Aufschluss über Rituale, Gewohnheiten, Alltag und Kunst unserer Vorfahren geben, erzählen auch viel über ihr Verhältnis zum Tod. Eine mehr als 50 000 Jahre alte Grabstätte eines Neandertalers, die vor einiger Zeit entdeckt wurde, zeigt, dass diese Menschen für die Bestattung ihrer Toten Rituale hatten, bei denen sie die Körper ihrer Angehörigen in vorbereitete Gräber legten und ihnen Dinge wie Blumen, Blütenpollen und Werkzeuge mitgaben. Diese Entdeckung stellte die lange vertretene Auffassung infrage, dass es sich bei den Neandertalern um unintelligente, primitive Lebewesen handelte. Nun kann jedoch als erwiesen gelten, dass sie sich Gedanken über den Tod machten und ihn als ein Ereignis von großer Tragweite betrachteten.

Überall auf der Welt wurden Höhlenzeichnungen gefunden, deren Alter auf bis zu 20 000 Jahre geschätzt wird. Sie stellen Szenen aus dem täglichen Leben ihrer Schöpfer dar und sparen auch den Tod nicht aus. Einige zeigen offenbar, wie im Augenblick des Todes eine Art Geist den Körper eines sterbenden Tieres verlässt, seine Seele. Auf anderen Zeichnungen sind außerirdische Wesen, Geistertiere sowie Jenseitsvorstellungen zu sehen. Es gibt sogar Hinweise darauf, dass unsere frühen Vorfahren die Höhlen selbst als Tor zum Leben nach dem Tod betrachteten.

Ausgehend von ihren Vorstellungen über den Tod, haben alle menschlichen Kulturen im Laufe der Evolution ihre eigenen Bestattungsrituale und -bräuche entwickelt. Die wohl aufwendigsten entstanden im alten Ägypten, wo die Toten mumifiziert wurden, um nach dem Tod weiterleben zu können. Den Gräbern bedeutender Persönlichkeiten und Angehöriger königlicher Familien wurde ihr Besitz samt Dienerschaft und Ehefrau beigegeben, damit sie im Reich des Geistes nicht allein zurechtkommen mussten.

Auch die Wikinger hatten ausgefeilte Bestattungsrituale; berühmt sind vor allem ihre Scheiterhaufen, die großen Kremationsfeuer. Die Idee dahinter: Der aufsteigende Rauch und die Asche sollten den Geist des Verstorbenen ins Jenseits befördern. Solche Scheiterhaufen gibt es auch heute noch in einigen hinduistischen Traditionen. Und in den meisten Kulturen gibt es bestimmte Traditionen der Leichenreinigung und -pflege sowie klare Vorstellungen darüber, was in der Nähe eines Toten zu tun und zu sagen ist.

Die Frage, was nach dem Tod geschieht, ist in vielerlei Hinsicht die Grundlage der Spiritualität und auch die Basis der spirituellen Glaubenssysteme fast aller Gesellschaften. Tatsächlich macht uns erst die Auseinandersetzung mit unserem Leben und dem, was danach kommt, zu Menschen und unterscheidet uns von allen anderen Spezies auf der Welt.

Abgesehen von einigen unter uns, die eine direkte Begegnung mit dem Tod hatten – etwa in Form einer Nahtoderfahrung oder weil sie bereits klinisch tot waren, aber ins Leben zurückgeholt werden konnten –, bleibt er ein ewiges Rätsel. Ein Rätsel, das unsere Sicht des Lebens in kaum zu überschätzendem Maße beeinflusst.

GEDANKENANSTOSS

Welche Erfahrungen hast du schon mit dem Tod gemacht? Diese Frage bezieht sich auch auf den Tod von Partnern, Angehörigen, Bekannten, Haustieren und andere Verluste, die dir einfallen. Wie haben diese Todesfälle dein Verhältnis zum Tod verändert?

Unsere Faszination für das Leben, wie wir es verstehen (oder auch nicht), dreht sich aber nicht nur um den Tod, auch die Geburt wirft Fragen auf und ist mit Bräuchen und Ritualen verbunden. Das Auf-die-Welt-Kommen gibt uns nicht weniger Rätsel auf als das Dahinscheiden. Für die meisten von uns ist die Geburt der Beginn des Lebens: Wir verlassen den Mutterleib, und mit dem ersten Atemzug beginnt endlich unsere Zeit auf der Erde. Geburt und Tod sind für viele Menschen so etwas wie Buchstützen – und den Raum dazwischen füllt das Leben aus, das einen klaren Anfang und ein ebenso klares Ende hat.

Viele fragen sich, ob nach dem Tod – wenn das Bewusstsein erloschen ist – vielleicht nur noch Dunkelheit herrscht. Die Vorstellung, geliebte Menschen zurücklassen und das Leben, das man sich so mühsam aufgebaut hat, aufgeben zu müssen, kann sehr schmerzhaft sein.

Was aber, wenn das nicht stimmt? Wenn mit dem Tod nicht alles zu Ende ist? Und die Geburt kein Anfang wäre? Was, wenn beides nur ein endloser Kreislauf von Leben, Tod und Wiedergeburt wäre, den du bereits wieder und wieder durchlaufen hast? Was, wenn du schon viele Male geboren und gestorben bist?

Was, wenn du nie wirklich auf die Welt gekommen und nie wirklich gestorben wärst?

Eines kann ich sagen: Die größte Veränderung, die ich bei meinen Klientinnen im Laufe unserer Zusammenarbeit beobachte, betrifft immer ihr Verhältnis zum Tod und den Umgang mit ihm.

TAGEBUCHEINTRAG

Stell dir vor, du bist gerade gestorben und sollst nun deinen eigenen Nachruf schreiben:

- Was schreibst du?
- Was hast du zu Lebzeiten getan?
- Wie möchtest du in Erinnerung bleiben?
- Was hättest du gern getan oder verändert, wenn du mehr Zeit gehabt hättest?

Sobald du dich in einem deiner früheren Leben in einem anderen Körper und mit einer anderen Gestalt gesehen hast, erkennst du, dass du nicht dein Körper bist und dass deine Lebensreise nach dem Tod fortgesetzt wird.

Ich habe sehr, sehr oft erlebt, dass sich Menschen an ihren früheren Tod in einem anderen Körper erinnern. Und eine solche Erfahrung verändert in der Regel den Blick auf Tod und Geburt.

Menschen, die eine Nahtoderfahrung hatten oder klinisch tot waren, beschreiben diese Erfahrung auffallend ähnlich, unabhängig von ihrer Herkunft oder spirituellen Orientierung. Und weil die Details, über die sie berichten, so verblüffend übereinstimmen und offenbar nicht von bestimmten Glaubensvorstellungen oder kulturellen Erwartungen abhängen, gelten sie vielen als Beweis für die Existenz eines Lebens nach dem Tod.

Fast immer wird von einem hellen Licht berichtet, von einer Art Tunnel, durch den man gegangen sei, von Euphorie und innerem Frieden, von einem Gefühl des Schwebens, von schnell vorbeiziehenden Lebenserinnerungen, von liebevoller göttlicher Präsenz, von Begegnung und Kommunikation mit geistigen Wesen wie den Geistern Verstorbener.

Diese Erfahrungen ähneln sehr den Dingen, die ich bei meinen Klienten kurz nach ihrem »Tod« beobachte. Denn bei jeder Rückführung in ein vergangenes Leben begleite ich die Menschen durch den Moment des Todes, bevor sie ihren Körper verlassen. Ich bitte sie, mir zu erzählen, wie sie sich fühlen, wie es dort aussieht, wo sie sich gerade befinden, und mir alle weiteren Details dieses Zustands zu beschreiben, den ich als »erinnerten Tod« bezeichne. Die meisten sprechen vom Licht und vom Tunnel, erwähnen ein Gefühl der Ruhe und berichten von mindestens einem Geistführer, der auf der anderen Seite auf sie gewartet hatte und sie nun empfing.

Obwohl die Existenz eines Lebens nach dem Tod wissenschaftlich nie zweifelsfrei bewiesen werden konnte, können sich heute viele Menschen aufgrund der Forschung über Nahtoderfahrungen ein Weiterleben nach dem Tod nicht nur vorstellen, sondern halten es für eine Tatsache.

Ich glaube, wenn es Hinweise auf ein Leben nach dem Tod gibt, dann müsste es auch ein Leben vor dem Leben geben. Und so, wie es unzählige Berichte über Nahtoderfahrungen gibt, kommen bei immer mehr Menschen Erinnerungen ans Licht, die sie mit einem früheren Leben in Verbindung bringen. Viele meiner Klientinnen berichten von außerkörperlichen Erfahrungen nach traumatischen Erlebnissen oder beim Einschlafen. Diese Erfahrung vermittelt ihnen die Erkenntnis, dass ihr Körper von ihrem Bewusstsein getrennt ist, da sie ihren schlafenden Körper schließlich klar vor Augen haben, während ihr bewusstes Selbst beziehungsweise ihre Seele davon losgelöst ist.

Meine Klientinnen sehen sich in ihren früheren Leben auch in einem anderen Körper als dem, den sie gegenwärtig haben. Sie spüren das damalige Leben, nehmen die damit verbundenen Emotionen und Erinnerungen wahr. Und schließlich erinnern sie sich an ihren Tod. Und selbst wenn dessen Begleitumstände traumatisch oder brutal waren, beschreiben die meisten den eigentlichen Übergang in die geistige Welt als friedvoll. Sie empfinden keinen Schmerz, sondern nur Freude und Liebe.

Wenn du Erfahrungen mit dem Sterben gemacht hast, verlierst du die Angst vor dem Tod. Das heißt natürlich nicht, dass du nun gleich sterben willst oder mit deinem jetzigen Leben abgeschlossen hast. Aber die Angst vor dem Unbekannten vergeht, weil du realisiert hast, dass der Tod nicht das Ende, sondern ein Übergang ist.

GRABE TIEFER

Welche Gefühle löst der Gedanke an den Tod bei dir aus? Hast du Angst vor ihm?

Denk einen Moment über deinen Tod und den Tod von Menschen nach, die du liebst. Achte auf die Gefühle, die dabei in dir auftauchen. Welche sind das?

Versuch nicht, diese Gefühle zu verdrängen. Lass sie lieber zu, und beobachte, wie sie nach und nach an die Oberfläche kommen.

Natürlich kann der Gedanke an ein Leben nach dem Tod nichts daran ändern, dass Trauer ein sehr realer Bestandteil des Lebens ist. Und auch wer sich dem Tod schon einmal durch eine Nahtoderfahrung oder durch eine Rückführung in ein früheres Leben genähert hat, spürt den Schmerz und die Trauer, die mit dem Verlust eines Menschen einhergehen. Die Annäherung an den Tod durch die vielen Leben, die wir schon gelebt haben, ändert nichts an dem emotionalen Prozess des Loslassens in der Gegenwart. Wir sind emotionale Wesen, und die Verbundenheit mit anderen Menschen und der Schönheit des Lebens ist für uns ganz normal. Doch eine etwas flexiblere Haltung dem Tod gegenüber könnte uns das Trauern und Loslassen vielleicht etwas erleichtern.

In den vielen Jahren, in denen ich meine Klientinnen bei der Rückkehr in ihre früheren Leben unterstützt habe, hatte ich auch die Ehre und das Privileg, einige Menschen *in diesem Leben* beim Sterben und ihrer Transformation begleiten zu dürfen.

Ein Mann, mit dem ich einmal gearbeitet habe, hatte Krebs im Endstadium. Durch die Betrachtung seiner bisherigen Leben konnte er erkennen, dass sein Dasein in einem größeren Zusammenhang zu sehen ist und dass der Tod nicht das Ende seiner Geschichte sein würde. So konnte er nicht nur Frieden mit seinem bevorstehenden Übergang schließen, sondern auch seine letzten Dinge achtsam ordnen und mit der Gewissheit, dass seine Lebensreise noch nicht zu Ende war, aus diesem Leben scheiden.

Wenn du dir bewusst machen kannst, dass du schon viele Male geboren und gestorben bist, kannst du dein Verhältnis zum Tod verändern, nicht nur zu deinem eigenen, sondern auch zum Tod anderer. Dieser Perspektivwechsel kann deine Trauer über den Verlust eines geliebten Menschen lindern, dir ein wenig die Angst vor dem Tod nehmen und sich sogar auf deine Lebensweise auswirken.

Wie wäre es, wenn wir alle mit Sicherheit wüssten, dass der Tod nicht das Ende ist, sondern nur der Übergang zur nächsten Geburt oder zu einem anderen Neuanfang? Wie würde sich unser Blick auf das Leben unter diesen Umständen verändern?

Könnten wir aufgrund des Wissens, dass es sich um einen Übergang handelt und nicht um das Ende, kollektiv eine neue Einstellung zum Tod gewinnen, würden wir vielleicht auch ganz anders leben. Statt unnötig Zeit damit zu vergeuden, uns über das bevorstehende Ende Sorgen zu machen und unseren Ängsten nachzugeben, könnten wir vielleicht erkennen, dass unsere gesamte Gegenwart auf dem beruht, was wir in vielen früheren Leben erfahren und gelernt haben. Vielleicht könnten wir die Angst vor dem Tod sogar ganz ablegen, wenn wir uns bewusst machten, dass es nur das Unbekannte ist, vor dem wir uns fürchten.

Stell dir vor, deine Erinnerungen an frühere Leben hätten dir gezeigt, dass du mehrmals jung gestorben bist. Wie würde sich das auf deinen jetzigen Alterungsprozess auswirken? Würdest du deine mittleren Jahre mehr genießen, dich vielleicht sogar auf dein Alter freuen? Auf jeden Fall könnte dieses Wissen deinen Umgang mit der Zeit beeinflussen, die dir in diesem Leben noch bleibt.

Viele spirituelle Traditionen ehren den Tod als »großen Lebensberater«. Gemeint ist damit Folgendes: Die Erkenntnis, dass alles, was lebt, stirbt, kann uns helfen, unsere Tage und Jahre sinnvoller zu gestalten. Vielleicht können wir so mit unserem Leben umgehen, dass wir einerseits die allgemeine Vergänglichkeit akzeptieren, andererseits aber auch darauf vertrauen, dass wir ewig sind und nie wirklich sterben.

Wenn wir unser Verhältnis zu Geburt und Tod daran ausrichten, dass wir bereits mehrmals geboren wurden und gestorben sind, gewinnen wir auch Kraft für unseren vielgestaltigen Lebensweg. Wenn wir wüssten, dass wir nicht grundlos auf der Welt sind, und das auch nicht nur eine begrenzte Zeit lang, sondern in einem unendlichen Kreislauf immer wieder – wie würde sich das wohl auf unsere Zeit hier auswirken?

Vielleicht könnten wir uns sogar eine ganz neue Zukunft erschaffen, in der wir alle zu der Überzeugung gelangen, dass wir den Tod überleben und schon viel älter, aber auch klüger sind, als wir je gedacht hätten. Was wäre, wenn wir verinnerlichen könnten, dass wir in Wirklichkeit weise Wesen sind, die schon viel gesehen und gelitten haben und immer wieder neu geboren wurden?

Was wäre, wenn wir unsere Mitmenschen so sähen? Dann könnten wir vielleicht eine Zukunft gestalten, die diesen alten Erkenntnissen gerecht wird. Und ohne die Angst vor dem Tod könnten wir ein viel erfüllteres Leben führen.

MEDITATION

Such dir einen bequemen Platz, an dem du einige Minuten in Ruhe sitzen kannst.

Schließ die Augen, und atme ein paarmal tief durch. Lass deinen Geist zur Ruhe kommen, und sei ganz im gegenwärtigen Moment. Füll deinen Brustkorb mit frischer, reinigender Luft. Spüre, wie du dich vollkommen entspannst.

Während du weiteratmest, stell dir vor, dass du den Moment deines Todes erreicht hast. Ja, für dich ist es jetzt an der Zeit, deinen Körper zu verlassen. Achte auf deine Gefühle:

• Was empfindest du, wenn du daran denkst, jetzt gehen zu müssen? Angst? Unruhe? Traurigkeit?

- Wen oder was würdest du vermissen, wenn du nicht mehr am Leben wärst? Was würde dir schwerfallen loszulassen?

Frag dich nun, was an dem Leben, das gerade zu Ende geht, für dich das Schönste war:
- Woran hattest du Spaß?
- Was bereust du oder hättest du gern anders gemacht?
- Was hast du in diesem Leben gelernt?

Lass alle Gefühle zu, die diese Erfahrung in dir ausgelöst hat. Nimm deine Gefühle wirklich wahr.

Du bist jetzt dabei, dieses Leben loszulassen und dich auf das nächste vorzubereiten. Mal dir dieses neue Leben jetzt bitte aus:
- Welchen Körper wählst du? Und welches Geschlecht?
- Wo möchtest du dein nächstes Leben verbringen?
- Was nimmst du dir aufgrund deiner Erfahrungen in diesem Leben für die Zukunft vor?
- Wen würdest du gern wiedersehen?
- Welchen neuen Herausforderungen möchtest du dich stellen?

Nimm alles wahr, was auftaucht, ohne es zu bewerten.

Erstelle einen Plan für deine nächste Inkarnation, der auch Bilder enthält. Leg fest, wie sich dein neues Leben anfühlen soll und was du erreichen möchtest.

Lass deine Gedanken fließen.

Und dann ist dein Plan fertig. Du weißt, wer du sein möchtest, wen du treffen und wo du sein wirst, was du lernen und tun willst. Dann stell dir vor, du bist in einem langen dunklen Tunnel.

An dessen Ende siehst du ein Licht und weißt, dass du bald wiedergeboren wirst.

Langsam gehst du auf das Licht zu, fühlst eine große Vorfreude und weißt, dass es jetzt so weit ist.

Dann trittst du ins Licht. Wie empfindest du deine Geburt?

Öffne langsam die Augen, und erinnere dich daran, dass du auch jetzt – in diesem Moment, in diesem Leben – wiedergeboren werden kannst. Du musst dich nur dafür entscheiden.

Welche Elemente deines Plans für das nächste Leben kannst du jetzt schon umsetzen?

Was hat dich die Erfahrung von Tod und Wiedergeburt über das Leben gelehrt?

ZEHN

DEIN NEUER STANDPUNKT

Jetzt hast du schon viele Anregungen bekommen, über deine bisherigen Leben nachzudenken, und das Wissen um sie hat dein Selbstbild und deine Identität womöglich völlig verändert.

Ich hoffe, dass sich – wenn du es nicht schon vorher gewusst hast – auch dein Blick auf andere Menschen verändert hat und du erkannt hast, dass auch sie nicht mit ihrem Körper oder ihren Lebensumständen identisch sind. Und da du verstehst, wie das mit der Reinkarnation funktioniert, denkst du jetzt vielleicht auch schon ganz anders über das Leben als solches.

Lass uns nun alles zusammenbringen und überlegen, wie du das Wissen über deine ferne Vergangenheit und die Prinzipien der Reinkarnation in dein heutiges Leben integrieren kannst.

Ja, die Vergangenheit ist sehr interessant, ebenso wie das Studium der Geschichte, aber am Ende des Tages geht es doch vor allem um das Leben. Denn das Wissen über die Vergangenheit ist dann am wertvollsten, wenn es uns etwas über die Gegenwart und die jetzigen Zustände lehren kann.

Sobald man die Einzelheiten seiner bisherigen Leben kennt, wird einem bewusst, dass man nicht die Person ist, für die man sich immer gehalten hat. Stell dir diesen Perspektivwechsel wie einen Besuch beim Augenarzt vor. Du sitzt auf einem Stuhl, und der Arzt schiebt dir verschiedene Linsen vor die Augen.

So untersucht er dein Sehvermögen. Mit jeder Linse, durch die du schaust, ändert sich deine Sicht, du siehst klarer und klarer, und schließlich habt ihr die richtige Linse gefunden: die Linse, die dir hilft, optimal zu sehen. Ähnlich funktioniert die Arbeit mit deinen bisherigen Leben: Sie verändert deine Sicht auf alles.

Vielleicht denkst du nie mehr so wie früher. So war es bei mir. In dem Moment, als ich anfing, mich an meine früheren Leben zu erinnern, änderte sich alles für mich. Es war, als würde ich plötzlich eine ganz neue Wahrheit entdecken, und mein Leben teilte sich auf in die Zeit, bevor ich meine Vergangenheit kannte, und die Zeit seitdem.

Das Erste, was sich für dich ändert, ist deine Wahrnehmung. Denn jetzt weißt du, dass du schon mehrmals auf der Welt warst, in jeweils anderen Körpern. Der Vorhang hat sich weiter geöffnet, und du siehst, dass du viel mehr und anders bist, als du dachtest. Du erfährst aus erster Hand, dass du nicht die Person bist, für die du dich gehalten hast – nicht dein Name, nicht dein Aussehen, nicht deine Ethnie, weder dein Geschlecht noch deine Sexualität, nicht dein Denken oder deine Überzeugungen, nicht deine Beziehungen und Rollen, nicht dein Leiden, nicht deine Geschichte, nicht einmal deine Geburt und dein Tod.

Aber wer bist du – jetzt, da du dein bisheriges Selbstbild verwischt und unkenntlich gemacht hast?

Da kann es viel zu verarbeiten geben. Bei meiner ersten Erfahrung mit einem früheren Leben fühlte ich mich, als wäre der Spiegel zerbrochen, in den ich immer geblickt hatte und von dem mein Selbstbild abhing. Erstens war ich in meinem damaligen Leben ein Mann. Mit einem vollkommen anderen Lebenslauf als meinem jetzigen. Mit seinen ganz eigenen Verlusten und Schmerzen. Und am Ende sah ich mich sterben.

Nach diesem Tod wurde ich wiedergeboren.

Für mich waren diese Informationen ein Schock, und es dauerte eine Weile, bis ich etwas damit anfangen, sie integrieren und nutzen konnte, um glücklicher, erfüllter und ein besserer, freundlicherer und liebenswürdigerer Mensch zu werden.

Aber wie können wir aus dem Wissen über unsere früheren Leben Nutzen ziehen und unser heutiges Leben entsprechend verändern? Was kann man konkret damit anfangen? Wie kannst du es im Alltag anwenden? Und was ändert sich dadurch für dich?

DEINE GESCHICHTE – NEU GESCHRIEBEN
Eine neue Identität

Wie haben sich die Erkenntnisse, die du über deine bisherigen Leben gewonnen hast, auf dein Selbstbild ausgewirkt?
Haben sie deinen Blick auf andere Menschen verändert?
Oder auf das Leben als solches?

Wenn du diese neuen Informationen verarbeitet und alle früheren Versionen von dir entdeckt hast, ist es an der Zeit, sie zu integrieren und sie Teil deiner Identität werden zu lassen.

Das Erste, das du erkennen musst, ist, dass du alles bist: jede Spur von Leben in jeder Kultur und zu jeder Zeit. Und weil du alles bist, bist du auch nichts davon – oder gar nichts.

Solange unsere Identität auf einer falschen Vorstellung von uns selbst oder dem Ego, wie es in einigen Traditionen heißt, beruht, identifizieren wir uns mit einer Illusion. Dieses Ego ist der Teil von uns, der glaubt, mit unserem Körper und mit unseren Lebensumständen identisch zu sein, und der unseren gegenwärtigen Alltag beherrscht.

Viele assoziieren das Ego mit Egozentrik, also mit Angeberei oder Selbstüberschätzung. Und tatsächlich kann die Überidentifikation mit dem Ego zu solchen Auswüchsen führen. Doch vergiss nicht: Das Ego ist ein falsches Selbst. Aber das brauche ich dir ja eigentlich gar nicht mehr zu sagen, das hast du inzwischen schließlich selbst erfahren. Du hast dir deine bisherigen Leben angeschaut und weißt deshalb aus eigener Erfahrung, dass die Identifikation mit der Person, die du heute bist, in die Irre führt. Versteh mich bitte nicht falsch. Es ist das Ego, das uns antreibt, Leistung zu erbringen, Menschen zusammenzuführen, Spaß und Freude zu erleben. All das ist gut, und ohne diese Dinge wäre das Leben sehr langweilig und sinnlos. Doch statt zuzulassen, dass das Ego dein gesamtes Selbst in Beschlag nimmt, solltest du lieber versuchen, dein Selbstbild um die früheren Persönlichkeiten in dir zu erweitern – und zwar nicht nur um die, an die du dich bereits erinnerst, sondern auch um die, bei denen das bisher noch nicht der Fall ist. Ich fordere dich also auf, dein Selbstbild zu »reframen« – es umzudeuten, ihm einen neuen Rahmen (Kontext) zu geben –, indem du deine bisherigen Leben mit einbeziehst.

Was, wie du weißt, allerdings *nicht* möglich ist: Du kannst deine gegenwärtige Identität nicht durch eine frühere ersetzen. Du kannst nicht einfach einen neuen Namen annehmen, einen anderen kulturellen Hintergrund oder eine Persönlichkeit, die für ein früheres Leben steht. Denn das hieße ja nur, eine Ego-Identität durch eine andere zu ersetzen.

Stattdessen möchte ich dich ermutigen, dich als etwas viel Größeres zu sehen – nicht reduziert auf diesen einen Körper und diese eine Lebenszeit. Beginne, in dir die Weite des Universums zu erkennen mit all der Schönheit, die es in sich birgt. Ja, betrachten wir uns als den Kosmos, der Fleisch geworden ist, und Mutter

Natur in Menschengestalt – auf der Erde, um die beste Version von uns selbst zu werden.

Viele Menschen, mit denen ich arbeite, sind tief bewegt, fast zu Tränen gerührt, wenn sie erkennen, wie bedeutungsvoll und großartig ihr Leben wird, sobald sie von ihren bisherigen Existenzen Kenntnis erlangt haben. Manche gewinnen sofort an Selbstvertrauen, und ihre gesamte Energie verändert sich, sobald ihnen klar wird, dass sie nicht »nur« ein Körper sind, sondern eine weise, ewige Seele.

Du bist uferlos, unverwüstlich und unendlich. Was also fällt dir ein, dich für etwas Geringeres zu halten als ein personifiziertes Wunder?

WERDE KREATIV

Nimm dir einen Moment Zeit, um dir deiner göttlichen Natur und der Tatsache bewusst zu werden, dass du schon viele Leben gelebt hast und Teil eines größeren, grenzenlosen Ganzen bist.

Bringe diese deine neue Identität als Teil des Kosmos kreativ zum Ausdruck: als Skizze oder Zeichnung, Gemälde, Foto, Blumen- oder Pflanzenarrangement, mit Steinen oder Kristallen oder wie auch immer du magst. Einfach, um das Schöne in dir zu dokumentieren, den ewigen Teil von dir, der auch ohne Körper weiter existiert.

Eine andere Veränderung, die ich bei vielen meiner Klientinnen beobachte, sobald sie beginnen, sich selbst als göttliche, ewige Wesen zu sehen, besteht darin, dass sie intuitiver werden. Viele sagen, sie »wüssten« nunmehr »Bescheid«, wären sensibler für Energien oder Schwingungen, die Dinge und Menschen umgeben. Oder sie berichten von plastischen, bedeutungsvollen Träumen.

Ich glaube, das liegt daran, dass sie sich auf ihre Verbundenheit mit einer göttlichen Quelle besinnen. Sobald sie sich an ihre wahre Identität erinnern, können sie diese Kraft, diese Quelle nutzen, um ihr wahres Wesen zum Ausdruck zu bringen.

Durch die Aufdeckung von Erinnerungen, die weit vor ihrer Geburt liegen, gelang es schon vielen meiner Klienten, ihre Lebensaufgabe zu entdecken, wie sie sagen. Die Veränderung ihrer Sichtweise ermöglichte es ihnen nicht nur, zu erkennen, wer sie sind, sondern auch, warum sie leben. Mitunter hat diese Lebensaufgabe etwas mit einem bestimmten Beruf zu tun. Auf der Basis ihrer neuen Erkenntnisse satteln viele auch um, damit Broterwerb und neue Perspektive nicht im Widerspruch zueinander stehen.

Ich habe einmal mit einer Frau gearbeitet, die zu der Zeit (buchstäblich!) an einem Scheideweg stand: Nach 25 Jahren als Hausfrau und Mutter hatte sie nun eine Scheidung hinter sich, und die Kinder waren aus dem Haus. Sie war zwar lange nicht berufstätig gewesen, doch nun musste sie Geld verdienen – und zwar nach Möglichkeit so, dass die Arbeit sie befriedigte und in die Lage versetzte, ihre Talente produktiv einzusetzen.

Sie erinnerte sich an ein früheres Leben als impressionistischer Maler. Die Ausübung dieser Kunst hatte sie sehr genossen, und sie erhielt dafür auch große Anerkennung. Aufgrund dieser Erfahrung konnte sie sich schließlich auch wieder daran erinnern, dass sie als junges Mädchen auf die Frage nach ihrem Traumberuf immer den der Innenarchitektin angegeben hatte. Nach der Rückbesinnung auf ihr Vorleben als Künstler stand ihr nun auch wieder ihre Lebensaufgabe vor Augen. Und sie gründete erfolgreich eine Firma für Raumgestaltung.

Manche Lebensaufgaben manifestieren sich jedoch nicht in der Form einer beruflichen Tätigkeit, sondern eines Hobbys, Interessensgebiets oder einer Rolle in der Gesellschaft, der man sich widmet. So haben einige meiner Klienten zum Beispiel angefangen, Musikunterricht zu nehmen oder ein Buch zu schreiben, eine Jugendmannschaft im Sport zu trainieren, zu wandern, Rad zu fahren und die Natur zu genießen, nachdem sie sich an vergangene Leben erinnert haben, in denen sie an dieser Art Aktivitäten Spaß gefunden hatten.

Andere Klientinnen sind auf den Gebieten der Heil- oder intuitiven Künste tätig, erlernen Reiki, werden Medium, Schamane, beschäftigen sich mit Akupunktur, Massagetherapie, Yoga und, ja, auch mit Rückführungen, was mich wahnsinnig freut. Mit das Schönste an meinem Beruf (der zugleich meine Berufung ist) ist es, zu sehen, wie meine Klientinnen sich ihrer Lebensaufgabe annähern, wie sie ihre Talente entdecken und sie in den Dienst ihrer Mitmenschen stellen, um Freude und Sinn in deren Leben zu bringen.

Doch zurück zu meiner Frage: Was passiert, nachdem du entdeckt hast, dass sich deine Identität aus all deinen bisherigen Leben zusammensetzt? Da sich Identität und Sichtweise nur ändern, wenn du es zulässt, musst du dir genau überlegen, wie du dir dieses Wissen zunutze machen willst.

Oft erzählen mir Menschen, sie hätten zwar Einblick in eines ihrer früheren Leben gehabt – sei es durch eine Rückführung, im Traum, beim Meditieren oder auf einer schamanischen Reise –, sie könnten sich aber keinen Reim auf diese Erfahrung machen. Und meine Antwort darauf lautet immer gleich: »Warum versuchst du es dann nicht noch einmal?« Du musst dich darauf einlassen, darüber nachdenken, es verstehen, es verarbeiten und dann einsetzen, um den Wandel zu initiieren, den du dir wünschst.

Also noch einmal: Was ist jetzt zu tun? Zunächst einmal kannst du dich aufgrund deiner Erfahrungen von der Existenz früherer Leben überzeugen. Denn es ist eine Sache, an die Reinkarnation zu glauben, aber eine ganz andere, sie selbst erfahren zu haben. Und diese Erfahrung kann nun zu deiner ganz eigenen, von dir selbst entdeckten persönlichen Wahrheit werden.

Und während du diese Erfahrungen machst, steigen deine bisherigen Leben aus den trüben Wassern des Unbewussten auf und kommen dir zu Bewusstsein. Dieses Bewusstsein ist der Teil von dir, der weiß, dass du denkst und dich mit deinen Gedanken identifizierst. Doch wie du längst weißt, bist du ja nicht identisch mit deinen Gedanken. Und sobald du dir deiner früheren Leben bewusst geworden bist, besteht die Gefahr, dass sich bei dir neue Denkmuster und eventuell sogar Überzeugungen bilden. Denn in dem Moment, in dem du deinen Standpunkt veränderst, verändert sich auch dein Verhalten, und du fängst allmählich an, bessere Entscheidungen zu treffen.

MEDITATION

Setz dich bequem hin, schließ die Augen und atme ein paarmal tief ein und aus.

Beim Einatmen stell dir vor, dass du ein herrliches Licht einatmest. Und beim Ausatmen ... dass du alle Anspannungen, Sorgen, Ängste, jeden Stress und alle Negativität loslässt.

Während du dich immer mehr entspannst, stellst du dir vor, du wärst ein Vogel. Das kann jeder Vogel sein, solange er Flügel hat und fliegen kann. Und als dieser Vogel hebst du nun ab und eroberst die Lüfte.

Du spürst, wie es sich anfühlt, zu fliegen, schwerelos in der Luft, und während du höher und höher steigst, schaust du zurück und stellst fest, dass du immer noch dasitzt und meditierst:

- Was fällt dir aus der Vogelperspektive noch auf?
- Wie sieht dein Leben aus?
- Wie verändert sich die Perspektive, wenn du über dein Leben, dein Zuhause, deine Familie, deinen Arbeitsplatz und die Menschen aus deinem Umfeld fliegst?

Bevor du angefangen hast, über deine früheren Leben nachzudenken, hast du dich womöglich über deinen Körper, deine Größe oder deine Fitness beklagt. Doch seit du deine früheren Leben in dein jetziges integriert hast, ist dir bewusst, dass du nicht immer mit Gesundheit und Kraft gesegnet warst. Und statt dich mit irgendwelchen äußeren Idealvorstellungen zu quälen, konzentrierst du dich lieber auf das Gefühl der Dankbarkeit für deinen Körper, so wie er ist.

Vielleicht fühlst du dich von deiner Rolle als Elternteil, Partnerin oder Arbeitskraft überfordert. Die Erinnerung an früher – als du keine Familie, keinen Partner, keine Anstellung hattest – wird dir helfen, diese Situationen aus einem anderen Blickwinkel heraus zu betrachten.

Hast du möglicherweise Vorurteile gegenüber einer bestimmten Person oder Personengruppe, Kultur, Herkunft oder Hautfarbe? Sobald dir klar wird, dass du einst Teil ebendieser Gruppe warst oder wie die Leute ausgesehen hast, die du heute verachtest, erkennst du auch, dass Stereotype nie der Realität gerecht werden.

Sobald du einen anderen Blickwinkel einnimmst, siehst du alles mit anderen Augen. Und du kannst dich selbst als alt und zeitlos betrachten. Bevor du deine früheren Leben entdeckt hast, hättest du dich vielleicht nie für weitgereist und weltgewandt gehalten. Nur um jetzt zu entdecken, dass du schon auf allen Kontinenten zu Hause warst.

Aber lass mich eines klarstellen: Die bloße Bestandsaufnahme deiner bisherigen Leben ist keineswegs die Antwort auf alle Fragen. Allerdings geben die früheren Existenzen Auskunft darüber, wie du an den Punkt im Leben gelangt bist, an dem du jetzt stehst, und sie können dir in Entscheidungssituationen hilfreich sein.

Ich werde oft von meinen Klienten gefragt, wie sie sich unter bestimmten Umständen verhalten sollen. Darauf gibt es nie eine einfache Antwort. Vielleicht denkst du darüber nach, ob du dich scheiden lassen sollst oder nicht. Und du erinnerst dich an eines deiner früheren Leben, in dem du von deinem Partner verlassen wurdest und sehr darunter gelitten hast. Aber diese Geschichte sagt nichts darüber aus, ob du dich *in der Gegenwart* trennen solltest. Sie sagt nur etwas über dein Karma oder den Hintergrund deiner Beziehung aus.

Vielleicht führt die Erinnerung an dieses frühere Leben dazu, dass du dich im Hier und Jetzt mehr um den Erhalt deiner Ehe bemühst. Andererseits könntest du dich aber auch gerade für die Trennung entscheiden, um das karmische Gleichgewicht mit deinem Partner wiederherzustellen. Also: Kein früheres Leben sagt dir, was du tun sollst. Es erweitert nur das Feld der möglichen Richtungen, die du einschlagen kannst.

Deine früheren Leben sind nicht nur voll von Informationen über deine Vergangenheit und darüber, warum dein jetziges Dasein sich so entwickelt, wie es sich entwickelt, sondern sie bringen auch Erinnerungen mit sich, die nicht weniger lebendig sind als die Erinnerungen dieses Lebens.

Ich mag es, wenn Menschen voller Nostalgie über ihre Erinnerungen aus der Vergangenheit sprechen. Denn das zeigt, wie eng sie mit ihren früheren Leben und den damit verknüpften Emotionen verbunden sind. Unsere Gefühle machen uns zu Menschen. Deshalb bringen wir diese Gefühle, die aus unseren vergangenen Leben auftauchen, mit nach Hause, damit sie heute einen Platz in uns einnehmen können.

Das Wissen über deine bisherigen Leben kann deine aktuellen Pläne und Entscheidungen beeinflussen. Wie? Indem sie dir zeigen, was du schon alles erlebt hast, was dir Spaß gemacht hat und was dir gelungen ist. Und sie lassen auch Rückschlüsse darauf zu, was du an deiner Vergangenheit bereust und hättest besser machen können.

GRABE TIEFER

In der Zwischenzeit bist du wahrscheinlich in einige deiner früheren Leben eingetaucht und konntest so einen Blick in deine Seelengeschichte werfen.

Wähle nun bitte eines der Leben aus, die du erforscht hast, und sei es nur in Form eines Bildes oder flüchtigen Gedankens, und konzentriere dich auf die Person, die du damals warst.

Stell dir vor, du sitzt mit deinem früheren Ich in einem gemütlichen Zimmer, und ihr unterhaltet euch. Ihr plaudert ganz entspannt wie alte Freunde und erzählt euch die eine und andere Anekdote.

Bitte dein früheres Ich, dir etwas aus seinem Leben anzuvertrauen. Das kann eine Begebenheit sein, die dir gerade in den

Sinn kommt, oder eine frei erfundene Geschichte. Lass deiner Fantasie freien Lauf und erzähle eine Episode aus dem Leben deines früheren Ichs rüber, die es wert ist, erzählt zu werden.

Vielleicht geht es um ein Abenteuer, das es erlebt hat, um eine Schwierigkeit, die es überwinden konnte, um die Konsequenzen eines gesellschaftlichen oder politischen Problems für sein Leben. Vielleicht handelt die Geschichte aber auch von einem entscheidenden Wendepunkt in seiner Biografie, etwa der Begegnung mit der großen Liebe.

Während dein früheres Ich spricht, stellst du dir vor, es sei ein älterer weiser Mensch, zum Beispiel dein Großvater oder eine Nachbarin, die ganze Füllhörner von Lebensweisheiten aus Zeiten lange vor deiner Geburt über dich ausschütten könnten, als die Welt noch ganz anders war. Wenn die Geschichte zu Ende ist, vergleichst du sie mit deinem jetzigen Leben:

- Wie ähnlich sind sich eure Geschichten? Worin unterscheiden sie sich?
- Und wie verändert die Geschichte von damals die Bewertung deines heutigen Lebens?

Die Lehren, die du aus deinen früheren Inkarnationen ziehst, können dir zu einem völlig neuen Denken verhelfen, das sich aber gut in deinen Alltag integrieren lässt. So können deine früheren Leben Teil deiner Identität werden; und dazu gehört auch das Wissen, dass du schon oft und an den verschiedensten Orten gelebt hast. Weil du alles, aber auch nichts und niemand bist. Weil du einfach *bist*.

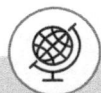

DEINE GESCHICHTE – NEU GESCHRIEBEN

Für diese Übung solltest du mehrere Stunden oder sogar Tage einplanen und sie während deiner normalen Arbeitsroutine durchführen.

Achte auf deine Reaktionen, besonders wenn sie mit starken Gefühlen positiver oder negativer Art wie Frustration, Wut, Verachtung, Angst, aber auch Zufriedenheit, Stolz, Freude und so weiter verbunden sind.

Nimm dir vor, auch im Alltag deine emotionalen Reaktionen auf Menschen und Situationen bewusst wahrzunehmen.

Und sobald du merkst, dass du auf einen Gedanken oder ein Gefühl reagierst, halte einen Moment inne.

Bleib in diesem Gefühl.

Worauf genau hast du reagiert?

Bist du frustriert, weil jemand – ein Fremder oder vielleicht jemand, den du gut kennst – nicht das tut, was du von ihm erwartest?

Hast du dich auf eine Vorstellung davon versteift, was in einer bestimmten Situation »richtig« oder »falsch« ist?

Verwandle diesen Moment in eine Szene aus einer deiner früheren Existenzen, in der du zwar einen anderen Körper und andere Lebensumstände hattest, dich aber trotzdem in der gleichen Situation befandest.

Wenn eine andere Person beteiligt ist, stell dir vor, dass auch sie anders ist als heute. Was hat sich für dich verändert? Wie beurteilst du sie jetzt im Vergleich zu damals?

Vergiss nicht, dir deine Beobachtungen und Gedanken aufzuschreiben.

ELF

DU BIST EINE SEELE – UND LIEBE IST DEIN LEBENSZWECK

Bisher haben wir darüber gesprochen, was wir alles *nicht* sind: Name, Aussehen, Hautfarbe oder ethnische Zugehörigkeit, Geschlecht oder Sexualität, Gedanken oder Überzeugungen, Beziehungen und Rollen, unser Leiden, unsere Geschichte – und nicht einmal unsere Geburt oder unser Tod.

Was sind wir dann noch? Was bleibt?

Die Wahrheit ist, dass unsere Identität auf nichts Unbeständigem fußen kann. All die zuvor genannten Dinge sind jedoch vergänglich, zeitlich begrenzt und machen daher nicht die Essenz dessen aus, was wir sind. Die Aufdeckung unserer Erinnerungen an frühere Leben hilft uns, diese Wahrheit zu erkennen: dass nämlich jeder unserer Aufenthalte auf der Erde kurz ist und sich von den anderen unterscheidet.

Aber das Einzige, was wir wirklich »sein« können, muss sich dadurch auszeichnen, dass es beständig, dauerhaft, unveränderlich und ewig ist: der Teil von uns, der den Tod überlebt und zu einer anderen Zeit in einem anderen Körper wiedergeboren wird. Es handelt sich also um dein inneres Selbst, um das, was du ohne Körper bist, um die Essenz, zu der du von einem Leben zum anderen immer wieder zurückkehrst: deine *Seele*.

Einer der Wege, auf denen es mir gelungen ist, die Idee der Seele zu begreifen, die Idee des inneren Selbst, das nicht nur den

Tod überleben, sondern auch seine Form verändern kann, ist die Physik, insbesondere der erste Hauptsatz der Thermodynamik. Dieses Gesetz besagt, dass Energie weder erzeugt noch vernichtet, aber von einer Form in die andere umgewandelt werden kann. Da wir Menschen im Wesentlichen Energie sind, können wir davon ausgehen, dass dieses Gesetz auch auf uns zutrifft. Wir werden weder erschaffen noch können wir ausgelöscht werden. Wir verändern nur unsere Gestalt. Dieser Vorgang wiederholt sich immer wieder – bei Tod und Geburt.

Mitunter wird diese Energie als »menschliches Bewusstsein« bezeichnet, und in diesem Begriff schwingt das Wissen um eine Selbstwahrnehmung mit, die weit über unsere Körperlichkeit hinausgeht. Psychologen und Neurowissenschaftlerinnen verwenden diesen Begriff – »Bewusstsein« –, um zu erklären, wie das Gehirn funktioniert, insbesondere wie wir Wissen, Gedanken und Emotionen mithilfe unserer individuellen Sinneswahrnehmung aufnehmen, erkennen und verstehen. Unser Bewusstsein ist also identisch mit unserer Wahrnehmung der eigenen Person und der Umwelt. Und diese ist höchst individuell. Das bedeutet, dass wir alle Ereignisse, Daten, Objekte, Erinnerungen, Empfindungen und Gefühle auf unsere eigene Art und Weise registrieren. Diese Dinge verarbeiten wir auf dem Weg der Erkenntnis. So entschlüsseln wir unsere Erfahrungen und übersetzen sie in »Informations-Bits«, die uns zu verstehen helfen, was um uns herum geschieht.

Kognitive Prozesse laufen bei jedem Menschen anders ab, ebenso haben wir unterschiedliche kognitive Stärken und Schwächen. Es gibt also keine zwei Menschen, die eine Situation oder ein Objekt genau gleich wahrnehmen. Wahrscheinlich ist auch dein Gehirn oder deine Gehirnchemie nicht in jedem deiner Leben genau gleich. Das bedeutet, dass die Art und Weise, wie du die Welt wahrnimmst, nicht nur an sich einzigartig, sondern auch eng mit deinem jeweiligen Dasein verbunden ist.

Die wissenschaftliche Gemeinschaft ist sich nicht einig, ob Bewusstsein und Kognition ein direktes Ergebnis unserer Gehirnaktivitäten sind, da Bewusstsein eine subjektive Erfahrung ist und bei jedem etwas anders funktioniert. Roboter sind durchaus in der Lage, Daten wie Farbe, Textur, Tonfall, Temperatur und so weiter zu erkennen, aber Gefühle und Einstellungen zu unseren Wahrnehmungen werden von unserem Bewusstsein bestimmt. Auf neurologischer Ebene – und damit sind nicht nur die Gehirnströme gemeint – unterscheiden wir uns voneinander. Vielleicht ist Bewusstsein also gar nicht an Kognition gebunden, sondern ein eigenständiger Prozess.

Es gibt kein richtiges oder falsches Denken oder Sein.

Wir können uns das Bewusstsein als ein individuelles Fenster zur Welt vorstellen; und was wir sehen, wenn wir hindurchschauen, hängt von den Erfahrungen ab, die wir in unseren vielen früheren Leben gemacht haben. Vielleicht verdanken wir unseren individuellen, einzigartigen Filtern, durch die wir die Welt sehen, unsere verschiedenen Vergangenheiten. Unsere Erfahrung ist universell, zutiefst menschlich und einzigartig zugleich. Und vielleicht ist das, was wir »Bewusstsein« nennen, auch nur ein Konstrukt aus einem Körper mit einem Gehirn darin und bezieht sich nur auf das, was wir sehen, wenn wir inkarniert sind. Dieses Bewusstsein wäre dann weder unser Körper noch unsere Lebensumstände, aber auch nicht unser konstantes und dauerhaftes »Ich« oder »Selbst«.

Der ewige Teil von uns wird auch als »höheres« oder »authentisches Selbst« bezeichnet. Der Begriff »authentisches Selbst« impliziert eine Wahrhaftigkeit, die unser wahres Wesen widerspiegelt und uns daran erinnert, dass unser physischer Körper und unser »normales« Alltags-Ich letztlich eine falsche Identität darstellen. Die Idee eines »höheren Selbst« wiederum betont die Erhabenheit des Ideals und repräsentiert den besseren, weiseren, weiter entwickelten Teil von uns. Vielleicht hast du dafür auch schon den Begriff »Spirit« gehört, der nicht nur auf ein Leben nach dem Tod hinweist, sondern auch an die tiefe Bedeutung unserer Lebensreise erinnert. Aber der Ausdruck, den ich allen anderen vorziehe, ist »*Seele*«.

Wir können nicht unser Körper von einst sein, denn er ist nur noch Staub. Unsere Lebensumstände, unsere Geschichten, unsere Beziehungen sind vergänglich. Aber wenn wir alles loslassen, können wir den beständigen Teil von uns entdecken. Das Freilegen der Erinnerungen an deine früheren Leben gibt dir nicht nur Einsichten und Erkenntnisse über dein gegenwärtiges Dasein, sondern hilft dir auch, den Teil von dir wahrzunehmen, der immer bei dir ist, der schon unzählige Male gestorben ist und wiedergeboren wurde. Und auch deine Seele kannst du entdecken, wenn du deinen früheren Leben nachspürst.

Die uralte Praxis, sich vom Körperlichen zu lösen, um die eigene ewige Natur zu entdecken, ist in der einen oder anderen Form in fast allen Kulturen bekannt. In den Mainstream eingedrungen ist sie durch Techniken wie Meditation, Chanten, Trommeln, Hinterfragen der eigenen Gedanken, Atem- oder Mantraarbeit, schamanische Reisen, Rituale wie das Anzünden einer Kerze oder das Verbrennen von heiligem Räucherwerk – und die Erforschung unserer früheren Leben.

Und dies sind nur einige von zahlreichen weiteren Möglichkeiten, aus dem Denken oder dem Teil von uns herauszukommen, der sich mit der Vorstellung identifiziert, wir seien identisch mit unseren Körpern oder Lebensumständen. Wenn es uns gelingt, uns von dieser Anhaftung an unser physisches Selbst zu lösen, können wir zu Zeuginnen und Beobachtern werden und unsere wahre Natur entdecken.

Unsere echte Identität und das, was wir *wirklich* sind, ist die Seele.

Schamaninnen und Heiler vieler Kulturen wenden eine Heiltechnik an, die als »Seelenrückholung« bekannt ist. Die Idee dahinter: Wenn man etwas sehr Intensives erlebt (oft in der Kindheit), können die damit verbundenen Emotionen eine energetische Signatur erzeugen, die man nach dem Tod in das nächste Leben mitnimmt. Wenn diese Erfahrung traumatisch, traurig oder beunruhigend war, kann ein Teil der Seele zurückbleiben.

Die alten Heiler wussten, dass diese Zersplitterung der Seele Symptome wie Depressionen, Ängste und Sucht hervorrufen kann. Auch dass bei keiner Heilung des Körpers oder des Geistes die Seele ausgespart werden durfte, war ihnen bekannt, weil diese drei Faktoren schließlich untrennbar miteinander verbunden sind.

Sobald du bis zu jener damaligen Erfahrung zurückgehst, die Emotionen spürst, die aufsteigen, und sie aus dem Unbewussten hochkommen lässt, findest du das verlorene Teilchen deiner Seele wieder und kannst es integrieren. Wenn alle Splitter wieder an ihrem Platz und die Wunden versorgt sind, kann der Prozess deiner Heilung beginnen.

Ich habe schnell herausgefunden, dass es genau das war, was ich mit meinen Klientinnen auch tat. Ich ermöglichte ihnen, in ihr Unbewusstes einzutauchen und Teile von sich zurückzuholen, die sie aufgegeben, vergessen oder verleugnet hatten, und wieder ganz zu werden.

Was mich dabei immer am meisten beeindruckt, ist, wie schnell die Heilung eintritt, einfach durch das Verstehen: Das Erlebte gehört der Vergangenheit an, es ist in einem früheren Leben geschehen. Aber auch wenn du dich nicht mehr daran erinnern kannst, bleiben deine damaligen Erlebnisse doch nicht folgenlos. Was auch den Schluss zulässt, dass wir nicht heilen oder ganz werden können, solange wir unsere bisherigen Leben nicht erkundet und verstanden haben. Diese verstreuten Fragmente von uns gehören zu einem größeren Ganzen. Sie wiederzufinden, kann unsere wahre Identität zum Vorschein bringen und uns erkennen lassen, wer wir wirklich sind: nicht Körper, sondern Seele. Wenn du deine früheren Leben annimmst, hast du die Chance, dich selbst auf einer viel tieferen Ebene kennenzulernen. Du erkennst, dass du bereits alt und weise bist. Und du hast schon viele Herausforderungen gemeistert. Deine Lebensgeschichte umspannt Jahrhunderte, und du hast auf ganz unterschiedliche Weise gelebt und den Tod gefunden.

Vor allem aber fängst du an, Mitgefühl für dich selbst zu empfinden. Du erkennst deine Denk- und Verhaltensmuster, lässt die Lektionen Revue passieren, die du gelernt hast, und führst dir die ganzen Probleme vor Augen, die du schon hast lösen können. Und du freust dich, dass du es so weit gebracht hast. Aufgrund deines Perspektivwechsels bist du jetzt auch in der Lage, dich als stets lernbereite Seele wahrzunehmen, die immer gleich ist, sich aber ständig weiterentwickelt.

Eine meiner Klientinnen erlebte sich vor Jahren einmal als frühen männlichen Angehörigen der menschlichen Spezies. Sie erinnerte sich, mit seiner Frau und dem neugeborenen Baby in einer Höhle gewohnt zu haben; auch wusste sie noch, wie sehr er die Familie geliebt hatte und dass er alles für ihre Sicherheit getan hätte. Als plötzlich ein Fremder in der Höhle stand, erschrak er so, dass er sofort reagierte: Er tötete ihn mit einem Speer. Nachher vergoss er aus Reue über die Tat bittere Tränen.

Doch jetzt, mit einem Abstand von Zehn- oder sogar Hunderttausenden von Jahren, erkannte meine Klientin, dass der Eindringling wahrscheinlich nur hungrig war und sie ihm einfach etwas von ihrem Essen hätte abgeben können.

Ich erklärte ihr, dass sie seit damals viele Erfahrungen gemacht und unzählige Lektionen gelernt hatte, die sie zu der Person gemacht hatten, die sie heute war – eine liebevolle, großzügige Freundin, die regelmäßig in der örtlichen Suppenküche aushalf und immer bereit war, Menschen in Not zu helfen. Jetzt aber verurteilte sie sich für etwas, was sie in der Steinzeit getan hatte. Und das war ungefähr so, als würde sie einem Kindergartenkind vorwerfen, keine Ahnung von höherer Mathematik zu haben. Unsere Zusammenarbeit machte ihr klar, dass sie im Laufe der Zeit zu einem freundlicheren, zugewandteren Menschen geworden war. So konnte sie nun nicht nur Mitgefühl für sich persönlich entwickeln, sondern auch für den psychischen Lernprozess, den sie durchlaufen hatte.

Die Lektionen, die wir in der Schule des Lebens lernen, sind Mitgefühl, Freundlichkeit, Empathie und Möglichkeiten, sich in den Dienst der Menschheit zu stellen. Das ist der »Grund« unserer Reinkarnation. Deine Seele ist hier, um lieben zu lernen. Denn die Liebe ist unser eigentlicher Lebenszweck, unsere Lebensaufgabe, unsere Mission. Dazu gehört auch die Selbstliebe, denn wir alle stehen vor der Herausforderung, auch einmal Grenzen zu ziehen und uns notfalls selbst in den Vordergrund zu stellen. Nicht zuletzt geht es aber auch darum, Liebe *empfangen* zu lernen.

Wenn du anfängst, deine vergangenen Leben zu verstehen, und dich auf seelischer Ebene immer besser kennenlernst, erkennst du, warum du dich für die Reinkarnation entschieden hast: damit du die Chance bekommst, zu lernen, Liebe zu geben und zu empfangen. Liebe ist der Grund, warum wir auf der Erde sind. Die Entdeckung deiner Seele kann dir helfen, diese wichtige Aufgabe zu erkennen und dich mehr dafür einzusetzen.

Es gibt ganz verschiedene Arten, zu lieben; und da wir in unseren zahlreichen Leben ganz unterschiedliche Beziehungen zu unseren vielen Seelenverwandten wählen, können wir alle Dimensionen der Zuneigung erforschen. Wie schon gesagt: Deine jetzige Tochter war vielleicht einmal deine Mutter, der Mann, mit dem du verheiratet bist, war vielleicht einmal dein Bruder, deine Schwester oder deine Freundin. Die Zuneigung kann viele Formen annehmen: als romantische oder familiäre Liebe, aber auch als Freundschaft oder Bewunderung.

Wir werden wiedergeboren, um all diese Varianten kennenzulernen und daraus zu lernen. Wenn du einmal verstanden hast, dass die Mission deiner Seele die Liebe ist, wird jede deiner Interaktionen von dieser Erkenntnis geprägt sein.

Hast du einmal verinnerlicht, dass du weder mit deinem Körper noch mit deinen Lebensumständen und auch nicht mit den Kämpfen, die du durchgestanden hast, identisch bist, siehst du eigentlich nur noch, wie ähnlich wir uns im Grunde alle sind. Und deshalb ist die Erfahrung des Menschseins prinzipiell überall und immer die gleiche.

HILFSMITTEL
Die Öffnung des Herzchakras

Wusstest du, dass man Liebe nicht nur empfinden, sondern auch *erleben* kann? Unser Herzchakra ist das feinstoffliche Energiezentrum, durch das wir Liebe geben, empfangen und auf der Schwingungsebene mit anderen teilen.

Sobald wir in der Lage sind, das Herzchakra zu öffnen, haben wir die Möglichkeit, Liebe energetisch zu erfahren.

Diese Liebe ist nicht auf intime, familiäre oder freundschaftliche Beziehungen beschränkt. Denn das Herzchakra ist die Quelle einer spirituellen, göttlichen Liebe zu allen Lebewesen.

Interessiert? Dann probieren wir es gleich aus: Setz dich zunächst bequem hin, und leg beide Hände auf dein Brustbein. Schließ die Augen.

Atme einige Male tief ein und aus. Stell dir dann vor, dass von deinen Händen eine Schwingung ausgeht, die allmählich in eine kreisende Bewegung übergeht.

Konzentriere dich ganz auf die runden Wirbel unter deinen Händen. Diese Energie ist es, die dein Herz öffnet. Nimm zur Kenntnis,

- was du fühlst,
- was du mit geschlossenen Augen siehst oder spürst,
- ob du Farben oder Muster wahrnimmst und
- welche Gefühle diese kreisförmig wirbelnde Energie hervorruft.

Bleib so lange sitzen, wie du möchtest; benutze auch gern deine Hände, um dein Herzchakra weiter zu öffnen und die ausströmende Energie nach Belieben zu verteilen.

Diese Übung zur Öffnung des Herzchakras kann beliebig oft wiederholt werden, um die Verbundenheit mit der energetischen Quelle der Liebe zu spüren, die uns nicht nur umgibt, sondern auch in uns ist.

Die Entdeckung deiner Seele kann dir zeigen, dass wir Menschen jenseits von Äußerlichkeiten und Lebensumständen im Wesentlichen alle gleich sind und dass wir alle über viele Leben hinweg den gleichen Weg gehen, um zu lernen, zu wachsen und uns zu entwickeln.

Sobald du diese Wahrheit erkennst, wird dir auch auffallen, dass dein Verhalten und die Entscheidungen, die du und andere treffen, entweder so liebevoll wie möglich sind oder es ihnen irgendwie an Liebe fehlt. Doch es braucht unzählige Leben, um diesen Perspektivwechsel zu beherrschen. Sei also nicht zu streng mit dir selbst. Wir alle tun unser Bestes, aber wir können nie über unseren Schatten springen.

Die Liebe überdauert den Tod. Im Laufe unserer vielen Leben können wir eine persönliche und kollektive Form der Liebe entdecken, die in unserer Seele zu Hause ist. Diese Liebe verlangt nichts von uns, denn die Liebe der Seele ist einfach und muss nicht verdient werden.

Die seelisch-spirituelle Liebe ist nichts Aktives, sondern eine Daseinsform. Und diese Liebe kann und wird die Welt heilen. Sobald du beginnst, aus dieser Quelle zu schöpfen, wirst du feststellen, dass der Vorrat an Liebe, den uns das Universum zur Verfügung stellt, unerschöpflich ist.

Wenn wir uns mit unserer Seele, unserem Spirit, verbinden, entdecken wir auch den wahren Sinn unseres Lebens: die Liebe, sowohl das Geben als auch das Empfangen. Viele von uns, die gelernt haben, unsere Liebe freigebig zu verschenken, enden als Märtyrerinnen oder in co-abhängigen Beziehungen oder Dynamiken. Eine besonders hochschwingende Form der Liebe ist jedoch die, die wir annehmen und zulassen können, ohne etwas dafür »getan« zu haben. Diese Liebe kennt keine Bedingungen, sie *ist* einfach.

Die Liebe ist der Sinn deines Lebens und deine Mission. Die Liebe und die Lektionen, die sie uns erteilen will, waren der Grund für deine Entscheidung, wiedergeboren zu werden. In den Körper zurückzukehren, den du gewählt hast, und in der Familie zur Welt zu kommen, in die du diesmal hineingeboren wurdest. Nur die Liebe ist der Grund für deine Konflikte, für dein Leiden. Aber auch dafür, dass du das alles auf dich genommen hast, um heute hier sein zu können.

Um es auf den Punkt zu bringen: Du *bist* die Liebe.

MEDITATION

Such dir einen bequemen Platz, an dem du ungestört sitzen kannst, und nimm dir einen Moment Zeit, um ganz in deinem Körper anzukommen.

Spüre die Oberfläche des Stuhls, auf dem du sitzt. Leg die Hände auf deine Oberschenkel.

Atme einige Male so tief ein, dass sich dein ganzer Brustkorb mit Luft füllt, und dann wieder aus ...

Leg beide Hände auf dein Brustbein, direkt auf das Herzchakra.

Was spürst du? Vielleicht ein leichtes Kitzeln? Ein sanftes Vibrieren unter deinen Händen? Vielleicht auch Wärme?

Konzentriere dich dann auf eine Person, die dir nahesteht und die du von ganzem Herzen liebst.

Schick diesem Menschen gedanklich aus deiner Brust heraus einen Lichtstrahl. Die Farbe(n) des Strahls kannst du selbst wählen.

Beobachte in deiner Vorstellung, wie die geliebte Person den Lichtstrahl empfängt, den du ihr sendest. Registriere auch, welches Gefühl in ihr aufkommt.

Denk an all die Menschen, die dir wichtig sind: Angehörige, Freunde, Kolleginnen, Nachbarn sowie alle anderen, die zu deinem Leben gehören, die du liebst und von Herzen gern hast.

Schick ihnen allen einen Lichtstrahl aus deinem Herzchakra, und beobachte in deiner Vorstellung, wie jeder Einzelne ihn aufnimmt.

Achte auch darauf, wie es sich für dich anfühlt, dieses Licht auszusenden, das so von deiner Liebe erfüllt ist.

Schick dein Licht nun an alle Bewohner deiner Stadt oder Gemeinde. Die meisten von ihnen wirst du nicht kennen, aber sie sind Teil deiner Gemeinschaft. Sende ihnen nun das Licht und all deine Liebe.

Dann weite den Lichtstrahl so aus, dass er alle deine Landsleute erreicht, egal, wo sie leben, wer sie sind und woran sie glauben.

Lass das Licht deiner Liebe allen zukommen. Sorg dafür, dass niemand ausgeschlossen bleibt und dass alle von diesem Licht, das aus deinem Herzchakra kommt, erfüllt werden.

Dann möchte ich, dass du dir vorstellst, den ganzen Planeten und alles Lebendige mit deinem wunderbaren Licht zu beschenken. Sende allen Wesen deine Liebe, und spüre, wie es sich anfühlt, wenn sie sie empfangen.

Nun, da du dein Licht allen und überallhin gesandt hast, stell dir vor, wie dieses Licht in deine Brust zurückstrahlt. Diese unglaubliche, nie versiegende Quelle von Licht und Liebe kehrt nun zu dir zurück. Spüre, wie das Licht in dich eindringt und dein ganzes Wesen erfüllt.

Achte darauf, welche Gefühle das bei dir auslöst und wie es sich anfühlt, dieses wunderbare Licht voller schöner, reiner, spiritueller, göttlicher Liebe zu empfangen.

ZWÖLF

NICHT WER DU BIST, SONDERN WER DU WERDEN KANNST …

Die Zukunft übt eine unglaubliche Faszination auf uns Menschen aus. Wir wollen nur zu gern wissen, was morgen, nächste Woche, nächsten Monat, nächstes Jahr geschehen wird.

Bisher haben wir darüber gesprochen, wie sich unsere früheren Leben auf die Gegenwart auswirken. Aber hat unsere Vergangenheit womöglich auch Folgen für unser kommendes Leben?

Ich glaube, dass unser Interesse an der Zukunft und der Versuch, herauszufinden, was vor uns liegt, auch viel mit der Angst vor dem Unbekannten zu tun hat, von der wir schon im Zusammenhang mit dem Tod gesprochen haben. Wir haben ein natürliches Bedürfnis, die Kontrolle zu behalten, und versuchen, unsere Angst dadurch zu unterdrücken, dass wir möglichst genau wissen oder vorhersagen, was uns erwartet.

Aber die Zukunft ist nicht vorherbestimmt. Wir sind ständig dabei, sie durch unsere Entscheidungen zu gestalten. Die Zukunft ist also tatsächlich kontrollierbar. Denn du erschaffst sie dir ja selbst.

Wer die Zukunft kennen will, so heißt es oft, muss zuerst die Vergangenheit studieren. Und in der Tat: Wenn wir uns mit früheren Zeiten beschäftigen, lernen wir, wie sie unsere heutige Wirklichkeit geprägt haben. So können wir einschätzen, was sich im Laufe der

Zeit verändert hat, in welchen Bereichen keine Entwicklung stattfand und wir auch heute noch der Vergangenheit verhaftet sind.

Geschichte erlaubt uns, unsere Vergangenheit sowohl kritisch als auch konstruktiv zu betrachten – zu schauen, an welchen Stellen wir Fehler gemacht haben, was funktioniert hat und was nicht. Sie kann uns zeigen, was wir besser machen können, uns helfen, Ziele zu formulieren und den Weg in die Zukunft zu finden, die wir uns wünschen.

Dies gilt sowohl für unsere persönliche als auch für unsere kollektive – soziale – Geschichte. Denn in vielerlei Hinsicht ist unser bisheriges Leben der Schlüssel zum Verständnis nicht nur unserer individuellen Zukunft, sondern auch des Schicksals unserer Gemeinschaft, unseres Landes oder eines Teils der Menschheit.

Wie wir herausgefunden haben, bist du im Wesentlichen nicht Körper, sondern Seele. Die Geschichte deiner bisherigen Existenzen hat dich gelehrt, dass du weder das bist, was dir zugestoßen ist, noch identisch mit den Bedingungen, unter denen du gelebt hast. Deine bisherigen Inkarnationen haben dein Selbstbild verändert und deine Identität neu geprägt.

Dir ist auch bewusst geworden, dass im Grunde alle Menschen auf der Erde gleich sind: ewige Seelen, die durch eine Vielzahl von Leben reisen, um lieben zu lernen und bessere Menschen zu werden.

Deine früheren Leben und deine Erinnerungen daran haben dir gezeigt, dass die Vorstellung, jemand sei aufgrund von Aussehen, Geschlecht, Hautfarbe, Herkunft, Muttersprache oder finanziellen Verhältnissen »anders« als du und die Deinen, einfach nicht der Wahrheit entspricht.

Diese Veränderung deiner Sichtweise kann ein neues Glaubenssystem begründen, das auch die Entscheidungen beeinflusst, die du triffst. Und weil sich deine Einstellungen und Überzeugungen ändern, beeinflussen sie auch deine Zukunft.

DENKANSTOSS

Denk an eine Situation, in der eine Entscheidung, die du getroffen hast, stark von deinem Denken und deiner Einstellung beeinflusst wurde.

Angenommen, du hättest dich anders entschieden. Wie hätte sich das auf deine Zukunft ausgewirkt?

Das menschliche Bedürfnis, die Zukunft zu entschlüsseln, um das Gefühl zu haben, wir hätten unser Leben unter Kontrolle, hat ein breites Angebot von Dienstleistungen hervorgebracht, um diese Informationen zu erhalten. So suchen wir Personen auf, die wir für Experten auf diesem Gebiet halten, zum Beispiel Medien und Hellseherinnen. Wir greifen auch auf bestimmte Gegenstände zurück, denen wir prophetische Kräfte zuschreiben. Die Praxis des Wahrsagens ist sehr alt und in fast allen Kulturen der Welt verbreitet.

Das bekannteste Medium der Antike war das bereits erwähnte Orakel von Delphi im Tempel des Apollon. Besucher des Orakels trafen auf die Priesterin Pythia, die in einer Art Trance ihre Prophezeiungen aussprach. Das Orakel bestand fast 1200 Jahre: vom 8. Jahrhundert v. Chr. bis 391 n. Chr., als der christliche Kaiser Theodosius I. alle Orakelstätten durch ein Edikt aufhob.

Zu ihrer Zeit genossen das Orakel und seine Prophezeiungen höchstes Ansehen. Schriftsteller und Philosophen wie Plutarch, Ovid, Sophokles, Platon und Aristoteles, um nur einige zu nennen, erwähnten es in ihren Werken. Archäologen sind mittlerweile der Auffassung, dass sich das Orakel über einer Erdspalte befand und die Pythia in einen veränderten Bewusstseinszustand gelangte, indem sie die austretenden Gase einatmete. (Das sollte man natürlich nicht zu Hause über dem Gasherd oder auf ähnliche Weise versuchen!)

Zu den Techniken der Zukunftsdeutung oder Divination, bei denen Gegenstände respektive Objekte verwendet werden, gehören die Astrologie, das Handlesen, die Numerologie und das Kartenlegen, etwa Tarot. In manchen Kulturen wurde das Feuer zum Wahrsagen benutzt. Bekannt ist auch die Geomantie, bei der bestimmte Markierungen und Muster im Boden, in der Erde oder im Sand die gewünschten Informationen liefern soll(t)en. Sogar die Hinterlassenschaften von Tieren wurden zur Vorhersage der Zukunft herangezogen.

Weil die Menschen schon so lange ihre Zukunft wissen wollen, sind auch die Methoden der Prophezeiung so alt, dass man ihre Ursprünge nicht zurückverfolgen kann. So soll die Astrologie bereits im 3. Jahrtausend v. Chr. in Mesopotamien entstanden sein. Das *I Ging*, ein aus 64 »Bildern« (Hexagrammen) bestehendes Orakel, wurde genutzt, um in scheinbar zufälligen Ereignissen eine Ordnung zu finden und die Zukunft vorherzusagen. Dieses *Buch der Wandlungen* entstand der Legende nach ungefähr 2800 Jahre v. Chr., also etwa dreihundert Jahre früher als die Cheopspyramide von Gizeh. Nach heutigem Wissen wurde der älteste Teil des Buchs jedoch wohl in den letzten beiden Dekaden des 9. vorchristlichen Jahrhunderts verfasst. In Nordeuropa sagte man die Zukunft mithilfe von Runen voraus. Und das Lesen von Teeblättern lässt sich bis ins antike Griechenland, in den Nahen Osten und nach Asien zurückverfolgen.

Das kollektive Interesse der Menschen, die Zukunft zu deuten, ist auch heute noch sehr lebendig. Dabei gibt es in Wirklichkeit gar nicht die *eine* Wahrheit, die man vorhersagen oder deuten könnte. Denn die Zukunft ändert sich mit einem Fingerschnippen – weil wir ständig Entscheidungen treffen, die sie beeinflussen. Und weil wir jederzeit wählen können, haben wir auch die Macht, unsere Zukunft zu verändern.

Das hat zur Folge, dass selbst die intuitiv Begabtesten allenfalls eine mögliche, bestenfalls eine *wahrscheinliche* Zukunft vorhersagen können. Denn mit den Optionen, die uns zur Verfügung stehen, gestalten wir die Zukunft jeden Tag neu, von einer Minute zur nächsten. Und es gibt unendlich viele Möglichkeiten. Nun will ich die Wahrsagerei keineswegs verunglimpfen. Aber es muss uns einfach klar sein, dass nie jemand mit hundertprozentiger Sicherheit sagen kann, was geschehen wird.

Mit jedem Gedanken und mit allem, was du tust, gestaltest du deine Zukunft. Denn nur du entscheidest, welchen Weg du gehen willst.

Ja, manche Dinge geschehen einfach. Wir können weder Naturkatastrophen verhindern noch sind wir in der Lage, das Tun und Lassen anderer Menschen zu kontrollieren. Auch ihre Entscheidungen können unsere Gegenwart und Zukunft unmittelbar beeinflussen. Aber auch wenn wir manchen Dingen im Leben tatsächlich hilflos ausgeliefert sind, eines haben wir immer in der Hand: unsere Reaktionen darauf.

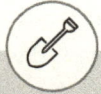

GRABE TIEFER

Erinnere dich an eine Situation, in der du alles getan hast, um etwas Bestimmtes zu verhindern:

- Was hast du unternommen, um die Zukunft zu beeinflussen?

- Wie hat diese Erfahrung deine Sicht auf das Leben oder deine persönliche Zukunft verändert?
- Hat es dir ein Gefühl von Stärke gegeben, deine Zukunft damals beeinflusst zu haben?

Wie bereits angedeutet, ist ein Begriff, den viele von uns mit dem Wissen über die Zukunft verbinden, »Schicksal« (*fate*). Dahinter verbirgt sich die Vorstellung, die Zukunft sei außerhalb unserer Kontrolle, stehe längst fest und entziehe sich deshalb unserer Kenntnis. Die wesentliche Kraft, die unser Leben antreibt, ist aber nicht das Schicksal, sondern unsere Bestimmung (*destiny*). In diesem Wort kommt die Vorstellung zum Ausdruck, dass wir aktiv an der Gestaltung unserer Zukunft teilhaben. Außerdem deutet sich darin ein kreatives Element an, durch das wir die Ereignisse unseres Lebens mitgestalten können. Der Begriff »Bestimmung« verweist auch auf einen höheren Sinn von Situationen, in denen wir vor einem Scheideweg stehen. Und er impliziert, dass das Leben, das wir führen, die Qualität der Entscheidungen widerspiegelt, die wir treffen.

Das englische Wort *destiny* geht auf das lateinische Verb *destinare* zurück, das »bestimmen, beschließen« bedeutet. Denselben Ursprung hat auch *destination*, das englische Wort für »Ziel«, also den Ort, an den wir gehen, nachdem wir einen Plan gemacht und festgelegt haben, wo wir hinwollen. Und ich glaube auch, dass »Bestimmung« heißt, sich eine Zukunft zu schaffen, die dem eigenen höchsten Potenzial entspricht.

Nun gut. Jetzt, da du über deine früheren Leben Bescheid weißt, stellt sich die Frage: Inwiefern verändert sich dadurch deine Zukunft? Wie werden sich dieses neu erworbene Wissen und deine neue Identität auf die Entscheidungen auswirken, die du künftig triffst? Auf welche Art und Weise kann die Kenntnis deiner bisherigen Leben deine Bestimmung ändern? Der Schweizer Psychiater C. G. Jung sagte, solange wir uns des Unbewussten nicht bewusst werden, wird es unser Leben bestimmen und wir werden es »Schicksal« nennen. Dies erklärt auch, wie die bisherigen Leben die Zukunft prägen können. Denn schon lange bevor du dir deiner früheren Existenzen auf der Erde bewusst wurdest, waren sie in deinem Unbewussten präsent. Eine der Stärken des Unbewussten ist, dass es dein Denken und Handeln lenkt. Sobald du also deine früheren Leben aus dem Schatten holst und sie dir bewusst machst, indem du dich an sie erinnerst, sind sie nicht mehr die treibende Kraft hinter deinen Entscheidungen.

Stell dir vor, eines deiner früheren Leben war geprägt von Enttäuschung und Herzschmerz. Und obwohl er für dein jetziges Leben keine Rolle mehr spielt, trägst du diesen Kummer immer noch mit dir herum. Die möglichen Folgen: Depression, Hoffnungslosigkeit, Rückzug – vor allem von möglichen Liebespartnerinnen. So können Verletzungen aus einem früheren Leben auch in der Gegenwart noch virulent sein.

Wenn du dich nun an dieses frühere Leben erinnerst und erkennst, woher dein Liebeskummer kommt, verstehst du auch, dass deine Traurigkeit nichts mit der Gegenwart zu tun hat; und mit diesem Wissen kannst du dein Verhalten ändern – vielleicht auch dein Herz für die Liebe öffnen.

Dann lernst du möglicherweise jemanden kennen, und aus eurer ersten Begegnung wird eine Beziehung, die sich zu einer lebenslangen Verbindung voller Freude und gegenseitigem Verständnis entwickelt. Indem du dich entscheidest, dich der Liebe zu öffnen und das Unbewusste bewusst zu machen, beeinflusst du deine Zukunft und begibst dich auf einen ganz neuen Lebensweg.

Wir alle entwickeln uns und wachsen, werden langsam, aber sicher zu besseren, liebevolleren Versionen unserer selbst. Und durch die Erkenntnis, dass wir alle Seelen sind, die in verschiedenen Körpern und Formen wiedergeboren werden, können wir nicht nur uns selbst, sondern auch unsere Mitmenschen ganz anders sehen und uns anders verhalten. Das Wissen um unsere vergangenen Leben ermöglicht es uns, eine neue Zukunft für uns, unsere Nächsten und letztlich für die gesamte Menschheit zu gestalten.

Wenn tatsächlich jeder verstünde, wie das mit der Reinkarnation wirklich funktioniert, dann, so behaupte ich, wäre der Weltfrieden die Folge. Denn wenn wir alle erkennen könnten, dass wir mehr Seele als Körper sind, würden wir eine Gesellschaft aufbauen, die auf Gleichheit, Akzeptanz, Liebe und gegenseitigem Verständnis basiert.

Ich weiß, das ist ein hehres Ziel, vor allem weil wir im Moment leider noch sehr weit von diesen Idealen entfernt sind. Manchmal scheint es, als könnten wir nichts anderes sehen als Krieg, Hass, Vorurteile, Gewalt und Zwietracht. Aber von einem bin ich wirklich überzeugt: Auf dem Weg zur Verwirklichung dieser neuen Welt ist der erste Schritt, dass wir unsere bisherigen Leben erforschen und uns dem Gedanken öffnen, dass wir alle mehrfach inkarnierte Seelen sind.

TRAUMARBEIT

Bevor du ins Bett gehst, nimm dir vor, in der kommenden Nacht von einer zukünftigen Version deiner selbst zu träumen.

Die Traumhandlung könnte in ein paar Jahren spielen oder aber auch in deinem nächsten Leben. Bitte deine geistigen Führer, dein Höheres Selbst oder dein Unbewusstes – je nachdem, welche Quelle du bevorzugst –, um Inspiration.

Bitte sie dann, dich ein Stück weiter in die Zukunft blicken zu lassen:

- Präg dir diese Erfahrung ein.
- Was ist passiert?
- Was hat sich im Vergleich zu heute verändert?
- Welche neue Perspektive hat dir dieser Blick in die Zukunft gegeben?
- Magst du diese Zukunft? Würdest du sie wählen, wenn du die Wahl hättest?
- Falls dir nicht gefällt, was du gesehen hast: Was müsstest du heute ändern, um den Lauf der Dinge zu beeinflussen?

Deine bisherigen Inkarnationen haben dir ein neues Fenster geöffnet, durch das du dich selbst, dein Leben, die Menschen und Ereignisse in deinem heutigen Dasein sowie den Sinn und Zweck der Existenz als solcher betrachten kannst. Durch dieses Fenster sehen wir, dass wir alle schon einmal Opfer und Täter waren, aber auch unsere schönen und mutigen Momente hatten. Wir sehen uns als Seelen. Sehen auch im anderen die Seele. Und verstehen, dass wir für uns selbst, aber auch für die Menschen in unserem Leben Entscheidungen treffen können, die freundlicher und mitfühlender sind.

Jetzt weißt du, dass du deine Zukunft selbst gestaltest. Und was hast du nun vor? Was für ein Mensch willst du werden?

Sobald wir unsere bisherigen Leben entdecken, erkennen wir wie gesagt, dass wir sehr viel mehr sind, als wir dachten. Wir waren schon oft alt und weise, und wenn wir uns auf diese Erinnerungen besinnen, können wir uns die Erkenntnisse und das Wissen von damals nutzbar machen.

TAGEBUCHEINTRAG

Nimm dein Tagebuch zur Hand, und stell dir eine zukünftige Version von dir vor.

Vielleicht spielt deine Fantasie ein paar Jahre in der Zukunft, vielleicht stellst du dir aber auch dein nächstes Leben vor. So oder so, entwirf eine Zukunft für dich:

- Schreib auf, wer du sein wirst.
- Was für ein Mensch bist du?
- Was hast du beizutragen?

Schreib aus der Perspektive dieses künftigen Selbst einen Brief an dein gegenwärtiges Ich.

Du kannst dich ansprechen, wie du magst, solltest dich in dem Brief selbst jedoch darauf konzentrieren, welche Entscheidungen du treffen müsstest, um dein künftiges Selbst werden zu können.

Erzähl dir, wie du dahin gelangt bist, wo du dich in der Zukunft befindest, wie du es so weit hast bringen können:

- Was hast du getan, zurechtgebogen oder verändert?
- Was musstest du loslassen, um dein künftiges Selbst werden zu können?
- Und was musstest du zulassen?

Beantworte die Fragen so ausführlich wie möglich.

Ich denke, wir können uns alle darauf einigen, dass sich das Leben in seiner physischen, materiellen Form um Herausforderungen, Lektionen und persönliches Wachstum dreht und dass wir inneren Frieden aus der Erkenntnis schöpfen, dass wir all das gewählt haben, um bessere Menschen zu werden. Denn wie du weißt, haben wir uns dafür entschieden, genau jetzt auf der Erde zu leben. Ja, die Zeiten sind nicht leicht. Trotzdem bin ich der festen Überzeugung, dass die gegenwärtige Epoche für die gesamte Menschheit von entscheidender Bedeutung ist und dass wir aufgerufen sind, den nächsten Schritt in unserer Entwicklung zu tun.

Du hast dich darauf eingelassen und sogar bereit erklärt, all deine Weisheit einzusetzen, um das Bewusstsein des Planeten zu erweitern. Du bist für diese Zeit gemacht, und all deine bisherigen Leben sowie die verschiedenen Versionen deiner selbst haben dich hierher, in diesen Moment geführt.

Erfreue dich deiner neuen Identität als ewiges, schönes, göttliches, weises und liebevolles Wesen, das beschlossen hat, noch ein Weile als Mensch zu leben. Dein neu erworbenes Wissen kann der Auslöser sein, der uns alle in eine Welt des Friedens und des gegenseitigen Verständnisses katapultiert. Deine Gedanken und Handlungen werden von anderen aufgegriffen werden und viele inspirieren.

Um zu reinkarnieren, müssen wir aber nicht warten, bis wir tot sind. Tag für Tag gibt es die Chance, neu geboren zu werden. Ich bin mir sicher, dass du dich mit der Idee eines »früheren Lebens in diesem« anfreunden kannst. Denn du brauchst ja nur an dich als jüngere Frau oder jüngeren Mann zu denken, um zu sehen, wie weit du dich in der Zwischenzeit entwickelt hast. Wahrscheinlich würdest du dich in der Person von damals gar nicht wiedererkennen.

Als Seelen in einem menschlichen Körper haben wir die Superkraft, uns zu verändern. Wir bleiben nie stehen, wir stagnieren nie, wir sind immer in Bewegung, verändern uns ständig wie alles in der Natur. Jeden Tag sterben wir und werden wiedergeboren. Und eines dürfen wir nie vergessen: Jede kollektive Veränderung und auch die Welt, die wir erschaffen wollen, beginnt mit unserer eigenen, individuellen Veränderung.

Und jetzt, da du weißt, wer du bist, stellt sich nur noch die Frage, wie du wiedergeboren werden willst.

DANK

Mein erstes Dankeschön gilt all meinen fantastischen Klientinnen und Klienten, mit denen ich im Laufe der Jahre zusammenarbeiten durfte. Ich bin sehr dankbar für die Chance, Zeugin eurer Heilung geworden zu sein, und es war mir eine große Ehre, für euch da sein zu dürfen. Danke für euer Vertrauen und dafür, dass ihr es mir ermöglicht habt, von euch zu lernen. Ohne euch – jede Einzelne und jeden Einzelnen – hätte dieses Buch nie entstehen können.

Ein herzlicher Dank geht an meine großartige Agentin Laura Mazer. Danke dafür, dass du mich wahrgenommen, unterstützt und dich auch während des Schreibprozesses um mich gekümmert hast. Für deine Tipps, deine Hartnäckigkeit und deinen Glauben an mich und meine Botschaft werde ich dir ewig dankbar sein. Dass ich dich in meinem Team weiß, empfinde ich als unermesslichen Segen.

Danke sage ich auch meiner wunderbaren Lektorin Nina Shield sowie allen bei TarcherPerigee. Ich bin sehr dankbar für euren Rat und eure Vorschläge, eure Kreativität und Weitsicht, mit denen ihr mir geholfen habt, dieses Buch Wirklichkeit werden zu lassen.

Worte reichen nicht, um der Dankbarkeit Ausdruck zu verleihen, die ich Dr. Brian L. Weiss und Carole Weiss entgegenbringe. Ich danke euch dafür, dass ihr mir die Tür zu einer mir vollkommen fremden Welt geöffnet habt. Euch verdanke ich das Wissen um die alltäglich präsente Magie. Besonders aber danke ich euch für die Liebe und Unterstützung, mit denen ihr mich seit Jahren beschenkt. Danke sage ich auch dir, Amy E. Weiss, für deinen Zuspruch und dafür, dass du mich immer motivierst. Deine Freundschaft bedeutet mir sehr viel, und ich schätze sie von ganzem Herzen.

Besondere Dankbarkeit empfinde ich meinem »Unterstützungsstab« – meinen Eltern – gegenüber, die jederzeit für mich da sind, auch wenn sie mich nicht immer verstehen.

Ein großer Dank geht an Jody, meine beste Freundin und Seelenschwester, auf deren handfeste Ratschläge und begründete Argumente ich mich immer verlassen kann.

Von Herzen bedanke ich mich auch bei Rebecca, meiner Schwester und bedingungslosen Verbündeten. Danke dafür, dass du meine Auffassungen stets kritisch hinterfragst und mich zum Lachen bringst, wie es niemandem sonst gelingt. Und natürlich möchte ich mich an dieser Stelle auch für deine kompromisslose Liebe und Unterstützung bedanken.

Jules: Hab lieben Dank für deine unablässige Unterstützung und Ermutigung, dafür, dass du mein Spiegel bist, mein Lehrer. Dein Input, deine Erfahrung und deine Sicht der Dinge haben mir nicht nur geholfen, die Botschaft dieses Buches in aller Klarheit rüberzubringen. Ohne dich hätte ich auch nie die Person entdeckt, die ich gern werden möchte. Ich bin dir und dafür, dass du in meinem Leben bist, unendlich dankbar.

Last, but not least danke ich meinen Kindern Skyler und Jesse. Danke, dass ihr euch ausgerechnet mich als Mutter ausgesucht habt, mir helft, zu lernen und mich weiterzuentwickeln. Ich danke euch für eure bedingungslose Liebe. Ihr zwei inspiriert mich täglich aufs Neue, die beste Version meiner selbst zu werden, und bereitet mir unglaublich viel Freude. Ich liebe euch bis zum Mond und zurück.

ÜBER DIE AUTORIN

Michelle Brock ist Lebensberaterin für spirituelle Entwicklung, die sich auf die Rückführung in vergangene Leben spezialisiert hat. Sie hat Tausenden Menschen geholfen, die Geschichten ihrer früheren Leben – ihre damaligen Traumata, Errungenschaften, Verluste und Lieben – zu entdecken und zu heilen. Die lange Liste ihrer Klienten umfasst Prominente, CEOs, Schriftsteller, Künstler und Akademiker. Michelle Brock wurde persönlich ausgebildet von Dr. Brian L. Weiss, Psychiater und Autor des Reinkarnations-Bestsellers *Die zahlreichen Leben der Seele*. Sie ist zweifache Mutter und lebt und arbeitet in New York.

Mehr Infos unter www.michelle-brock.com